疲れない、壊れない
体を手に入れる

趾(あしゆび)でカラダが変わる

中村考宏

日貿出版社

はじめに

足の指先から下腿（かたい）の中で「ドクドク」血が巡る。

足底動静脈（そくていどうじょうみゃく）や後脛骨動静脈（こうけいこつどうじょうみゃく）が威勢よく血液を送る。

日照りの大地に恵みの雨を得たかのように。

一塊だった足の先は一本一本の足の指＝趾（あしゆび）が主張し始める。

私は小指ですよ。

私は薬指ですよ。

私は中指ですよ。

私は人差し指ですよ。

私は親指ですよ。

靴下に被われ、シューズに被われ、それぞれの趾は起こされることなく眠り続けていた。

皆、足の小指の存在を忘れてしまった。

小指の爪は消失し、関節機能が退化し、小さなお団子のように足の末端の外側でひっそりとしている。

たまに、足を机の角に引っかけて飛び上がる。

ジンジンする足の小指をおさえて、さする、さする、さする。

唯一、足の小指が注目される瞬間かもしれない。


先日、三回目となる趾エクササイズだけの講座を行いました。

〝趾Ｌｅｖｅｌ Ｕｐセミナー〟と題した企画で、１時間半という時間をすべて足の指だけのために捧げるのです。内容は、この本で紹介している〝趾エクササイズ〟を順番にこなしていくものです。

第一回目の時、私自身こんなにも足の指に注意を注いだのは人生で初めての経験で、エクササイズの後、足の指の一本一本が血液の温かさで火照っているのに気がつきました。

下腿から指先の末端に至るまでの血管、毛細血管が温かな血液で満たされたのです。

血液が循環するのは当然だと思われている方も多いと思いますが、赤ちゃんならともかく大人で足の指先の末端まで血色の良い人はほとんどいないでしょう。驚いたことにその効果は翌日まで続きました。

「足の指先まで血が巡っている」

という実感と嬉しさは、おそらく人に話してもなかなか分からないでしょう。けれど、こんな些細なことが趾エクササイズの発案者である私には感動的な出来事だったのです。

私と同年の40代の男性が、胡坐（あぐら）をかいて作業をした後、足を動かすことが出来なくなり、「立つことも出来なくなった」と相談に来ました。どうやら総腓骨（そうひこつ）神経を麻痺させてしまったようです。この病気は下腿の外側を通る足を動かす神経を何らかの原因で圧迫することにより起こります。

一旦発症してしまうと、趾の運動や足首を曲げる運動が出来なくなり、足が腫（は）れぼったくなるなどの異常な感覚が出てきます。最先端の医療機関で受診しても神経の再生には日にち薬を待つより他ありません。

働き盛りで家族を養っている男性にとって仕事に支障をきたすことは大変なことです。何より、思うように動かない足が〝本当に治るのか？〟という不安の方が一番辛いのかも知れません。

幸い私自身この病気に似た末梢神経麻痺（まっしょうしんけいまひ）を経験したことがありましたので相談相手にはピッタリだったのでしょう。彼は常に走ったりして体を鍛え、日常の生活習慣も規則正しく、私の方が感心してしまうくらい真面目な方です。

ただ、胡坐をかいて作業をする時に少し姿勢が崩れていて、神経の通り道を部分的に圧迫してしまったのでしょう。彼にはリハビリとして〝趾〟の握り込みと〝ゆっくり走り〟などをアドバイスしました。真面目な彼のことですから日に日に回復し、半年も経った頃にはすっかり治り、以前よりも動きが良くなりました。また改めて体の不思議さとともに理解を深めたようでした。

私もそうでしたが、麻痺や怪我をして本当に足を動かせなくなって、初めて事の重大さに気づくのです。

この本を読んでいる方のなかで、

「痛みがあるから足が動かせないのだ」と思って居る方はいませんか?

そうではありません。

動いていないから、動かせていないから体に問題が生じるのです。

体の問題に対して、痛みが危険信号を出して知らせてくれているのです。

痛みを治める（おさ）ことは大切です。ただ、痛みが知らせてくれている問題を解決しないまま痛みだけを解決しようとしても問題を繰り返すばかりです。

私の講座に参加される方たちや患者さんを見ていますと、その大半が趾に意識すらありません。別に麻痺したり病気のわけでなく、普通に生活出来ている健康な人でも自分の趾が意識出来ず、動かすこともままならないのです。それくらい無関心さで趾を眠らせているのです。

趾エクササイズは、〝趾リハビリ〟と言い換えてもいいかもしれません。
まず、本書の接地のチェックや趾を握り込むなどの最初のエクササイズで、あまりにも趾を動かせないことはもちろん、意識が出来ないことに驚かれることでしょう。

でもそれは当然です。これまでに注意を払わずに眠らせ続けてきたわけですから仕方がありません。むしろ、そのことに気づいて良かったのだと思います。これから、じっくりリハビリしていけば良いことです。ただし、結果を急がないでください。リハビリですから、地道な努力が必要なのです。人によっては眠らせ続けてきた趾が目覚めるまでには、時間が掛かるかもしれません。ですが、足に血が巡り始めた時、きっと私が言う、「足の指先まで血が巡っている」という実感と嬉しさを分かって頂けると思います。

そのくらい当然のことが当然ではなくなっているのです。

私たちが生活する環境は、路面は舗装され、足は機能性の高いシューズで守られて快適になった反面、趾や足本来の機能を生かす場面が減り眠らせてしまっているのです。

「一般の人はともかく毎日のように体を動かしているアスリートなら大丈夫なのでは?」

と思われる方もいるでしょう。ところが運動をしたことのない主婦の方よりもアスリートの趾の方が重傷なことが多いのです。原因は整備された平地でランニングをしたり、足の末端に気づかないまま大きな筋肉のトレーニングばかりしているからでしょう。その結果、足のみならず体の故障に絶えず悩まされている人が沢山いらっしゃいます。

いくら体を気にかけて運動をしていても、趾は退化しているのが現状です。このまま進めば、将来私たちの体は退化を続け、脳ばかりが発達するような歪(いびつ)なかたちになっていくのでしょうか?

いいえ、私達人間の骨格構造は動くために設計されているはずです。それは、赤ちゃんが自由に動き回ろうと成長していく過程を見れば分かります。成長した子供達が元気にはしゃいで走り回り、喜びも怒りも悲しみも、大地を踏みしめて表現する。大地を踏みしめる、そのための足、趾だと。そしてそれは子供に限ったことではなく、大地の上に立ち暮らしてきた人間本来の姿だと思います。

この本を手に取られた方は、「もっと動けるようになりたい」「足の故障を治したい」など自分のカラダに何かしらの問題意識があって「趾」のキーワードに引っ掛かったのではないでしょうか?

もしかしたら、「趾」という見慣れない漢字が気になったのかもしれません。これも、何かのご縁だと思います。

体を変える入口である「趾エクササイズ」へようこそ!

平成二十五年　春　　中村考宏

目次

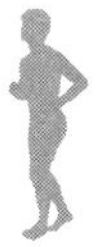

◎第2章
「趾からはじまる体の構造」

◎第3章
立ち方が分かれば動きが変わる

◎第4章

「趾エクササイズを始めよう！」

◎第5章
「ゆっくり走りの全て」

◎特別編

鼎談・木村東吉氏&和木香織利&中村考宏

趾が目覚めた、〝エコランニングのススメ〟

◎第1章

カラダの入り口“趾（あしゆび）”

あなたの体の建て付け、間違っていませんか？
趾から見直す体構造。

趾は体の〝基礎〟

皆さんは〝歩く、走る、体を動かす〟と言った時に、どんなイメージをお持ちですか？

恐らく多くの人が〝筋肉を動かすことで体が動く〟と思っているのではないでしょうか。

もちろん筋肉が体を動かしているのは確かですが、より効率よくスムーズに体を動かすことを考えるとちょっと違います。

それではまず最初に私の考える体と運動の基本構造からお話ししていきましょう。

私の考える基本構造は、

1・骨は体を支える。

2・筋肉は骨格ポジションを調節する。

3・関節は重心を運ぶ。


です。

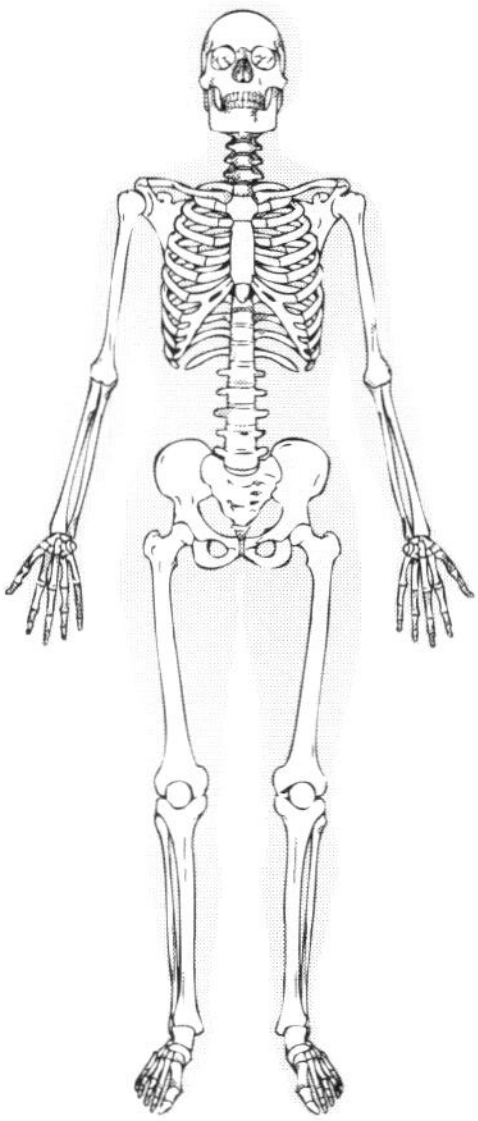

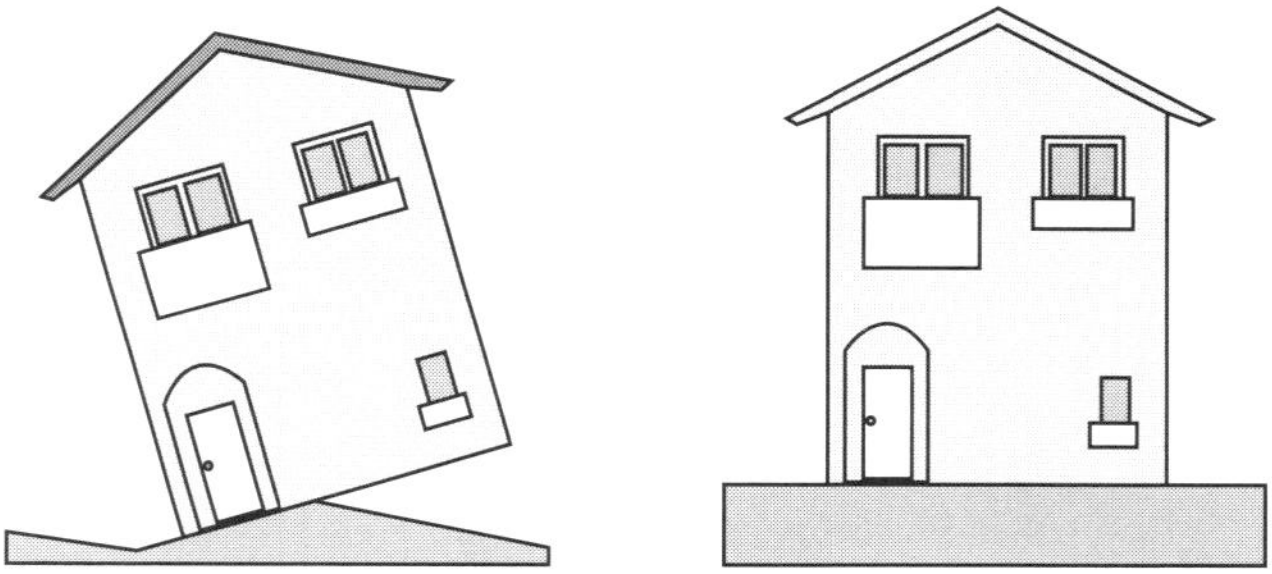

建物に例えれば土台にあたる「趾」。どんなに立派な建物も、土台がしっかりしていなければ駄目。それはそのまま私達のカラダにも当てはまります。

成人の骨は２００以上あると言われていますが、この骨が私達の体を支える基本構造であり、約４００と言われる骨格筋がこの骨の位置を調節し、３６５とも言われる全身の関節を動かし重心を移動させ〝運動〟にしています。

そして、この本のタイトルである「趾（あしゆび）」が、この体を支える「骨」構造の土台、建物でいう「基礎」の役割を担っています。

ちょっと考えてみてください。

基礎が歪んだ上にどんな建物を建てても意味はありませんよね？　テレビなどで時々放送されている欠陥住宅のように基礎が傾いていては普通に住んでいるだけでも不自由ですし、それこそ大きな地震でもくれば大変です。

普段はあまり意識はしていませんが、私達人間というより、この地球上に生きるモノはすべて地球の重力の下（もと）で生活しています。特に他の動物と違い二本の脚※で歩く私達人間は、倒れないためにいつでも重力に対してバランスをとり続けなければなりません。この時、私達の体のどこが地面や床に接しているかといえば足の裏・趾です。そう考えれば最初に「基礎」と書いたのは別に不思議な話ではありませんね。

ところが多くの人は、この基礎構造〝趾〟の大切さに気づかず土台を崩しています。厳しい言い方をすれば現代人の土台＝足は「壊れかけている」と言えるでしょう。

この「基礎」を無視して、その上の構造にばかりに眼を向けて、毎日の生活はもちろん、健康法やダイエット、運動などをしていることが体の負担として出てくるわけです。

その代表例が多くの人が悩んでいる猫背や腰痛、女性に多いO脚や外反母趾（がいはんぼし）です。巷（ちまた）にはこうした症状に対して色々な解決方法がありますが、そもそもの崩れた構造をそのままにどんな治療やエクササイズを行ってもあまり意味はありません。仮に部分的に症状が良くなったとしても、必ず違う部分に負担が現れるものです。それは私自身、治療士として日々患者さんに接している立場からもよく分かります。

※脚と足　一般に「脚」は太ももから足首までを、「足」は足首以下を指します。この本でもそれに準拠した表記としています。

赤ちゃんの歩き方を見習おう

私達人間は生まれて間もなくするとハイハイを始めます。次に壁伝いに立ち上がり歩き始め、やがて壁から離れて独り立ちを行います。フラフラと危ういその足元に手を差し伸べたい気持ちになりますが、赤ちゃんは失敗を繰り返しながらも果敢にチャレンジを続けるうちに、いつの間にか歩く足取りも様になり、あちこちを走り回るようになります。

走り回る赤ちゃんの趾を観察すると、透き通った細かな趾が並んでいます。器用に動くそれはまだ小さくて細いけれども立派に趾なんだと感心します。独り立ちをして、フラフラと危うい足元で歩いている時も、その趾がしっかり効いています。

ただし親指に体重を乗せて完全に静止することはありません。一見動きが止まったように見えても、それはいつでも動き出し可能な、言い換えれば**倒れる直前**の状態でバランスを取っているのです。ここに私達が学ぶべき足元の使い方があります。彼らは常に倒れながら、転んでしまう一歩手前のところで巧みに趾を利かせてバランスをとっているわけです。ですからいつでも動き出せるわけです。

逆にご高齢でヨロヨロと歩いている方の足元は、倒れないように低下した筋力を精一杯使って体を支えた状態で、矛盾していますが〝出来るだけ動かないように歩いている〟ように見えます。

ところが体を支える筋力が充分でないのは赤ちゃんも同じです。と言うことは赤ちゃんとお年寄りの違いは両者の〝バランスの質〟にあるわけです。

さて、そもそもバランス【ｂａｌａｎｃｅ】とは何なのでしょう。

辞書を引くと、〝釣り合い、均衡（きんこう）、調和〟となっています。

なんとなく綱引きのような分かりやすいものをイメージしますが、これが人間、しかも動いている時の人間のバランスとなるととても複雑です。〝歩く〟という動作には地面を押す力や逆に地面が人間を押す力、重力や慣性の法則など様々な要素があるからです。

ただそうした複雑なバランスを取る方法は大きく二つ、〝筋力バランス〟と〝骨格バランス〟に分けられます。〝筋力バランス〟は筋肉の力で体の構造を支える方法で、筋肉が疲れたり衰えればバランスを取るのが難しくなります。

一方の〝骨格バランス〟は骨格構造自体でバランスを取り、バランスが崩れた時だけ筋走り始めた赤ちゃんと老人の歩き方に、カラダの使い方の秘密があるのです。

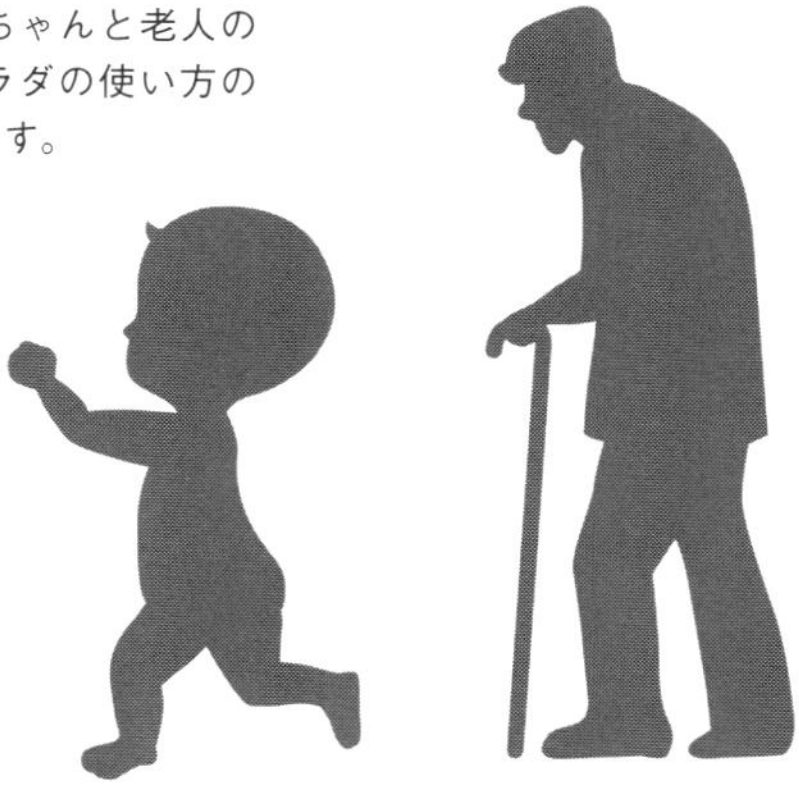

肉が働くシステムですので疲れにくく、バランスも崩しにくくなります。つまり筋力が発達していない赤ちゃんは、この〝骨格バランス〟で動いていると言えるでしょう。

逆に筋肉が衰えたお年寄りを含む多くの方は、筋肉に頼った〝筋力バランス〟で体を支えているわけです。筋力がある若いうちはバランスが取れていますが、歳をとり筋力が衰えるとバランスを取ることが難しくなり、さらに〝倒れまい〟と力んで体を固めてますます体が動かなくなるため、お年寄りの転倒ほど骨折などの大怪我に発展しやすいわけです。

この〝骨格バランス〟の土台が〝趾〟なのです。

「足」偏に「止」と書いて趾(あしゆび)と読むこの漢字は恐

らく多くの方にとってあまり馴染みがない漢字でしょうが、解剖学では手の指を〝指〟、足の指を〝趾〟と区別していて、女性に多い足の病気「外反母趾」などには〝趾〟の字が使われています。

また〝趾〟の語源を調べてみると、「止、足跡、鳥の足」などから発生していると説明していて、そこからも趾が私達にとって静止する時や動き出す時に体を支える重要な役割を担っていることが分かります。

この本ではこの趾を中心に私達の体の構造はもちろん、普段何気なく行っている立ち姿勢や歩き、走り、動きを見直していきたいと考えています。

人の構造は動いて移動するため

それでは、いまここでお話しした趾を土台とした私達の体の構造は、もともと何をするために構成されているのでしょうか?

少し言い方がややこしいですね（笑）。

例えばハサミは物を切るための道具として最適な構造になっていますし、ヤカンは効率よくお湯を沸かして器に注ぐためにデザインされています。同じような意味で〝私達の体は何をするためにデザインされているか？〟ということです。

色々な答えが返ってきそうですが、私の答えは冒頭にあげた3つめの、

関節は重心を運ぶ

つまり

効率よく動く、移動するため

だと考えています。

約六万年前、私達の祖先は遙かアフリカからユーラシア大陸を経て南アメリカ大陸へと、〝グレートジャーニー〟と呼ばれる移動を行ったことがよく知られています。もちろんその中で人は生きるために獲物を追い、時に追われたりと絶えず移動しながら生き抜き、その果てに今ここで繋がっているわけです。

いまでこそ学校や職場などではほとんど座りっぱなしで過ごしている人も多いのですが、私達人類の歴史を見れば、ごく最近に登場した生活習慣でしかありません。人と猿とが分かれたのを人類の起源とすれば約700万年前に遡り、人が定住する農耕の歴史が始まったのは1万年から8500年前と言われています。つまり我々人類は誕生以来ずっと移動し続けてきたわけで、私達人間にとって〝生きる〟ことは〝動き続けること〟〝移動し続けること〟とほとんど同じ意味と言えるなかで過ごしてきたのです。

そう考えれば私達の体が本来効率良く移動するためにデザインされていることも分かるはずです。そして本書のテーマ〝趾〟は、そうした人間本来の動き、移動する体の構造を取り戻すための基礎であり入り口であるわけです。

そうしたこともあって本書ではまず趾の機能を取り戻すことから始め、次に人体最大の

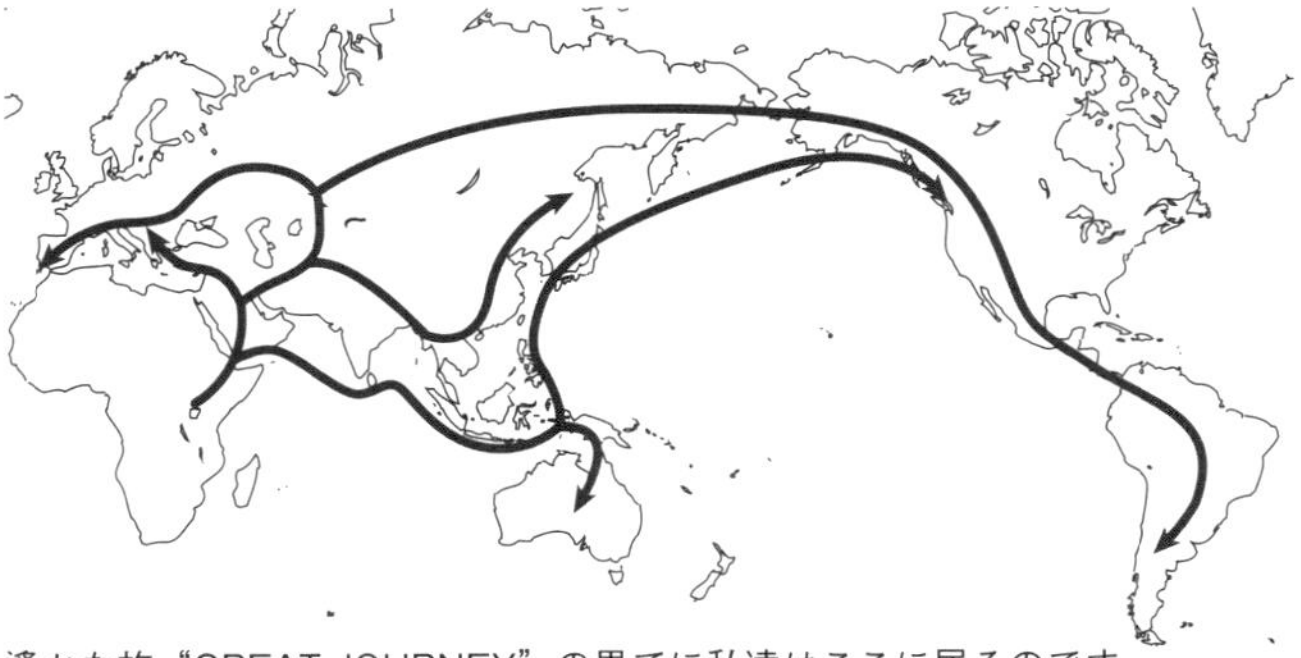

遙かな旅“GREAT JOURNEY”の果てに私達はここに居るのです。

関節である股関節を目覚めさせ、人の動きの原点である移動へと繋げる〝ゆっくり走り〟（ゆっくり走る動作の訓練）をご紹介することで、人間本来の体の構造を取り戻したいと考えています。ですからこの本は何か新しいことを手に入れるのではなく、私達の体が本来持っていた力を呼び起こすものだと言えるでしょう。

さて、それでは、もう一度体の構造に戻って考えた時、なぜ体の土台である趾が効かなくなってしまうのでしょうか？

その理由は私達の生活が骨盤を後ろに倒した〝後ろ重心主体〟となっていることにあります。

後ろ重心が体の構造を崩している！

どうして後ろ重心になってしまうのか？　それについては後回しにして、まず、後ろ重心になることで体に何が起こるのかを左に示してみましたのでご覧ください。

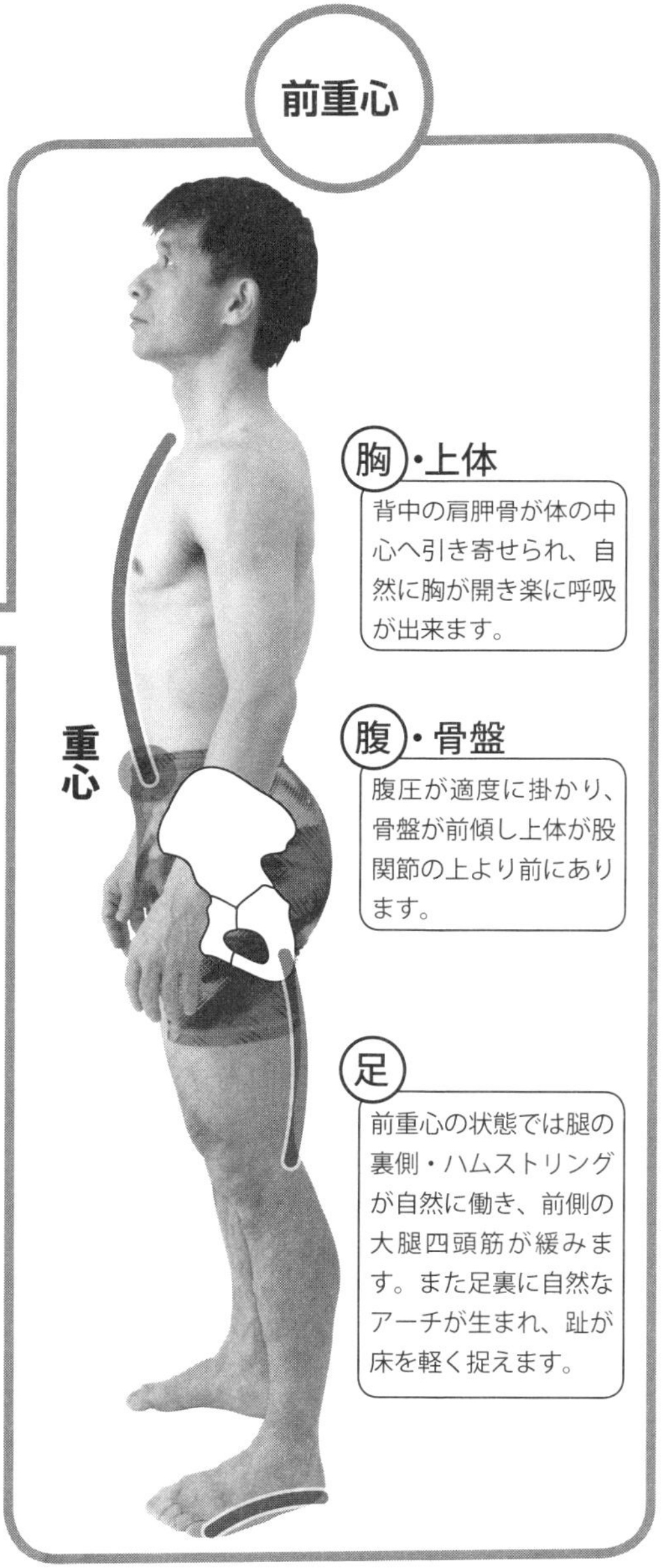

前重心
重心
胸・上体
背中の肩胛骨が体の中心へ引き寄せられ、自然に胸が開き楽に呼吸が出来ます。
腹・骨盤
腹圧が適度に掛かり、骨盤が前傾し上体が股関節の上より前にあります。
足
前重心の状態では腿の裏側・ハムストリングが自然に働き、前側の大腿四頭筋が緩みます。また足裏に自然なアーチが生まれ、趾が床を軽く捉えます。

後ろ重心

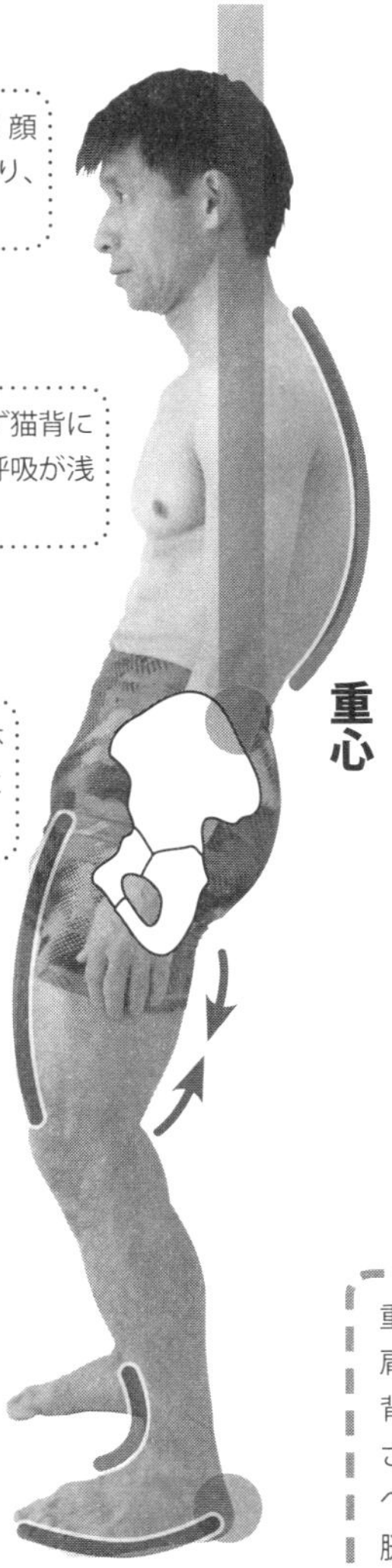

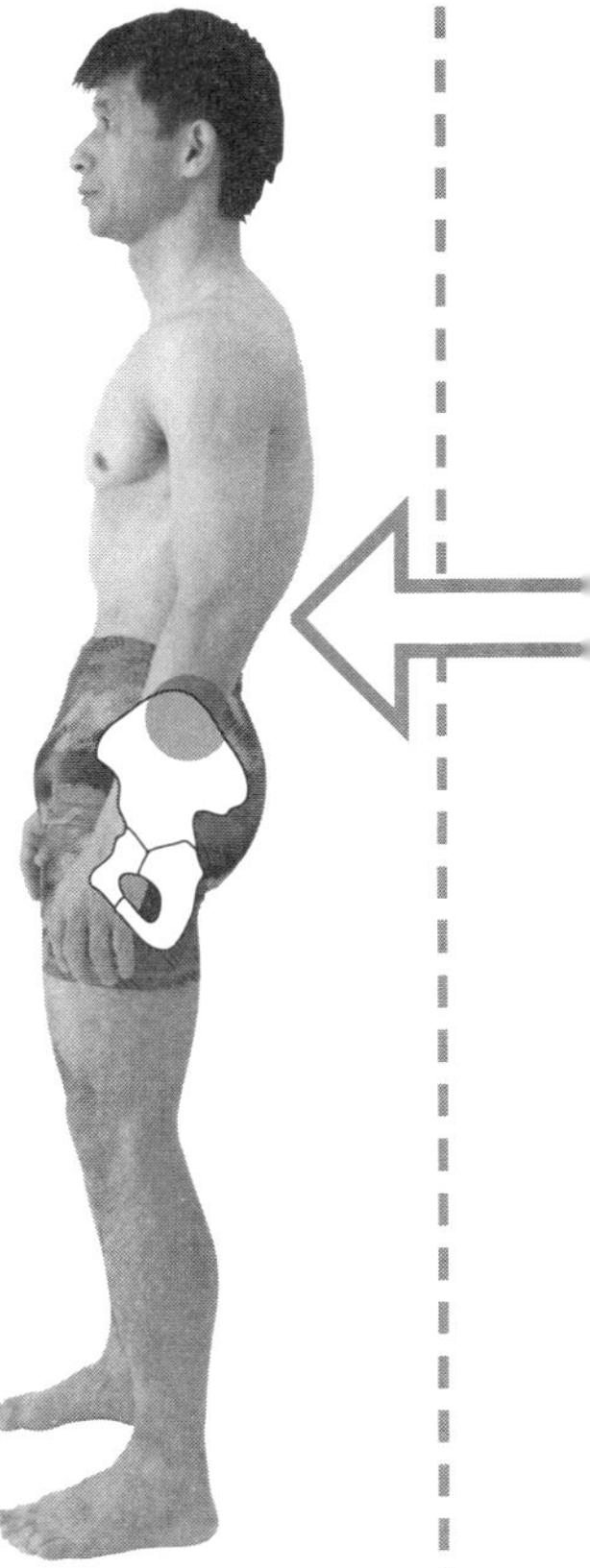

頭

首筋に緊張が走り顔を前に突き出したり、うつむき気味に。

胸・上体

腹圧が掛からず猫背になり胸が潰れ呼吸が浅くなります。

腹・骨盤

骨盤は後傾し、踵に体重を置いて腰掛けたような状態になります。

足

ハムストリングが縮み、足首が底屈（つま先が脛から離れ）し体重が踵に。足裏のアーチが潰れるため趾は浮いてしまいます。またブレーキ筋の大腿四頭筋が働き膝と股関節をロックしてしまいます。

重心が後ろへ移動すると、肩胛骨が張り胸が閉じて猫背になります。また骨盤はさらに後傾し、体重が踵側へ乗り、次第に太ももの大腿四頭筋に力が入ります。

いかがでしょうか？　恐らく皆さんが思っている以上に後ろ重心が体に与えている影響が大きいことが分かるはずです。

ここで改めて後ろ重心によって起きることをまとめると、

・骨盤が後傾すると踵（かかと）で体重を受けることになる。

・骨盤が後傾し、ヒップソケット内の大腿骨が深くはまり込むため股関節がロックする。

・大腿四頭筋が伸び、大腿二頭筋（ハムストリング）に力が入り縮むため膝、股関節がロックされる。

・上体の重みが股関節の上に掛かるため股関節が自由に動けない。

・足裏のアーチが潰され趾が浮き、利かなくなる。

ということになります。

特に動くことへのデメリットは、脚の筋肉のなかでも太ももの前側にある大腿四頭筋と呼ばれる「ブレーキ筋」（体を止める時に働く筋肉）に、〝伸ばす〟という「伸展」の情報を入力してしまうことです。逆に裏側にあるハムストリングと呼ばれる走ったり歩いたり

後ろ重心が引き起こすブレーキ筋の稼働と股関節のロック

後ろ重心の姿勢では、本来働くべきアクセル筋が使えず、逆にブレーキの役割をする筋肉が働くため股関節が動かなくなってしまいます

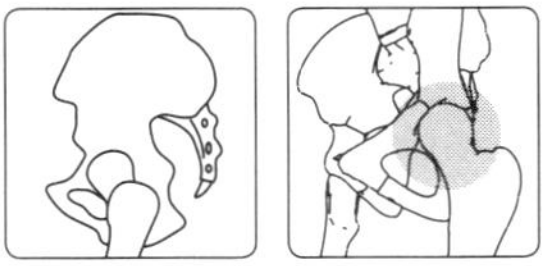

灰色部分のヒップソケット（股臼）が大腿骨と股関節のつなぎ目。

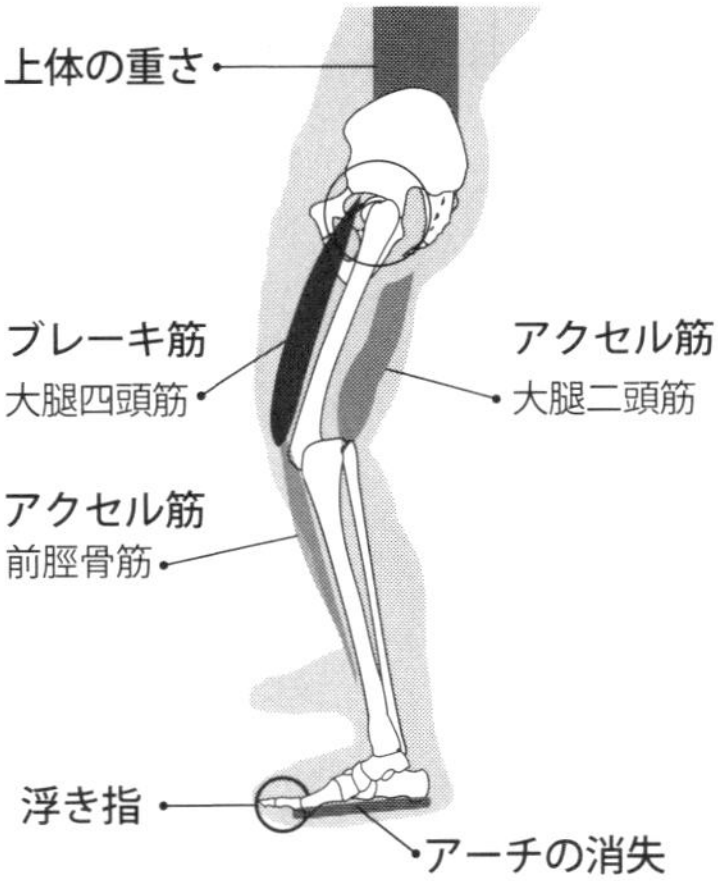

する「アクセル筋」を縮めて固めてしまいます。

意外に知られていないことですが、筋肉は縮む時に力を出しますので、後ろ重心ではこうした本来動くための筋肉が働かなくなります。

さらに、骨盤が後傾するとヒップソケットと呼ばれる骨盤と大腿骨を結ぶ窪み（股臼〈こきゅう〉）に大腿骨頭が深くはまり込むため、股関節にロックが掛かった状態になってしまうわけです。

後ろ重心がアーチを潰す！

次にこの後ろ重心のまま動く時に何が起こるかを考えてみましょう。

最初に書いたように、歩いたり、走ったりする

後ろ重心の歩き方

後ろ重心の姿勢では足から体を運ぶため、どうしても踵着地となる上、股関節が働かないため母趾球で地面を蹴って進むことになります。

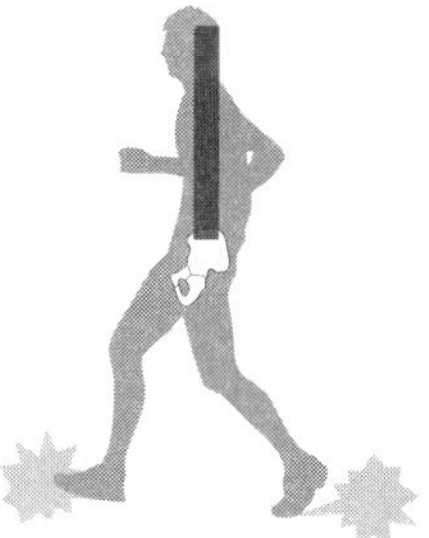

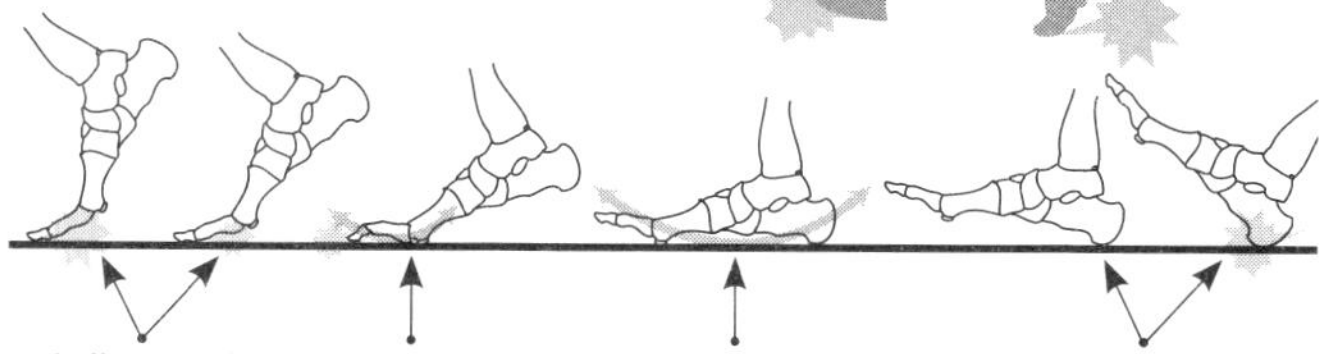

などの運動は本来関節が重心を運ぶことで生まれます。ところが後ろ重心で股関節がロックした状態では肝心の股関節が使えず、動かすためには本来とは違う筋肉を使ってロックした股関節ごと動かすことになります。

これだけでも疲れそうですが、大腿四頭筋の伸展に連動して足の親指も伸びて浮いてしまう〝浮き指〟となり、趾が効かないため代わりに母趾球で地面を蹴ることで動くことになります。

この状態を車で例えればハンドブレーキを引いたままアクセルを吹かすようなもので、非効率で疲れるのは当然、そのまま続ければやがて車は故障してしまうでしょう。

これと同じことが多くの人の体にも起きている

親指加重が体の構造を壊す

足の親指側で体を支え続けると、小指側が浮き上がり、やがて足裏のアーチが失われます。

正常な状態

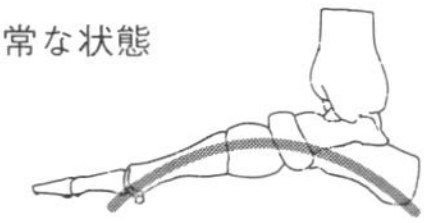

内側加重で
アーチ構造が無い状態

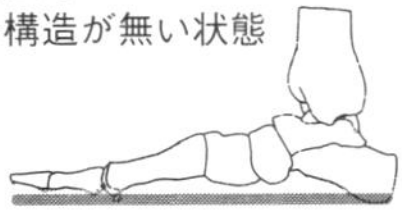

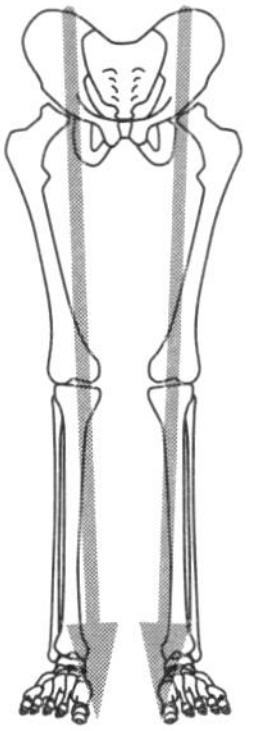

足の内側へ体重が乗った状態

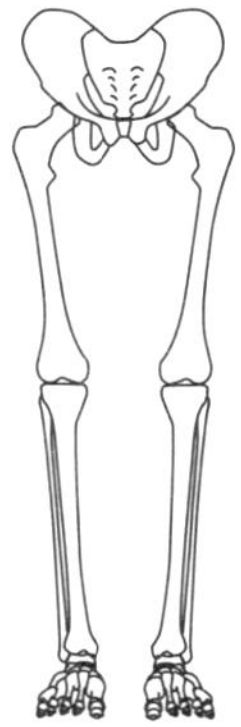

正常な状態

わけです。

また土台である足下でも足の親指をブレーキとして働かせたうえに蹴り出すため、踵とともに親指、母趾球、土踏まずといった足の内側に体重を掛けて体を支えることになります。その結果、足のアーチ構造は潰され、こうした後ろ重心で体を支え続けば趾は効かなくなり、やがて足のアーチ構造は失われてしまいます。

さらに足裏のアーチが潰れることで、脛(すね)の骨が傾いてしまうため、骨で体を支えるという本来の構造が崩れてしまい、その結果ますます筋肉で体を支えなければならず、常に筋肉を緊張させた疲れやすい体になってしまうのです。

後ろ重心は上半身にも影響する

後ろ重心は足の構造ばかりでなく体全体の構造も崩しています。

例えば、腕は胸鎖関節という胸の関節から動く構造になっているため、一見すると重心と関係が無いように思えます。ところが後ろ重心で骨盤が後傾すると、猫背になり胸が縮んで頭が前方に落ちてゆきます。この時、喉元が縮むことで大胸筋や胸鎖乳突筋という胸や鎖骨に付く筋肉が収縮し、胸鎖関節を凝り固めて腕の動きを制限してしまうのです。

肩コリや五十肩は後ろ重心が原因⁉

末端である趾ですが、その影響は体全体に広がります。多くの人が悩まされている肩凝りも趾から続く体の構造の崩れから始まっています。

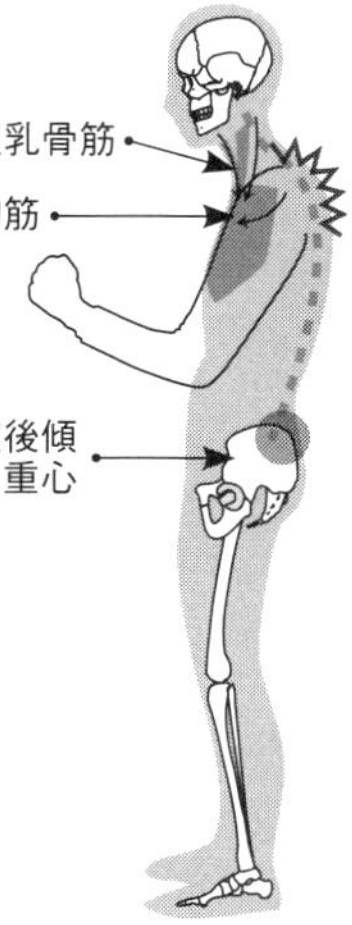

こうなってしまうと動かない胸鎖関節の代わりをどこかの関節に無理矢理させなければならず、その結果負担が掛かるのが肩関節なのです。多くの人が悩む肩コリや四十肩、

五十肩は実は後ろ重心に関係しているのです。

こうした肩コリに限らず、体の不調や疲れやすさ、動きづらさなどの原因は、後ろ重心のため、骨で体を支える構造が失われてしまったことが遠因にあると言えます。

結局、後ろ重心から引き起こされる、体のなかで起きるこうした負の将棋倒しが私達の体を動かないものにしているわけです。

またこうした構造の崩れは、血液の流れや内臓などを圧迫するため体のバランスはもちろん健康面にも悪影響を与えます。内臓疾患の多くはこうした体の構造の崩れと無関係ではないでしょう。

ではどうすればこの後ろ重心の構造を変えられるのでしょうか？

その答えは、先ほどの説明を逆に辿れば見えてきます。

そう趾です。後ろ重心で利かなくなってしまった〝カラダの基礎〟である〝趾〟を意識して再び利かせることが、足裏のアーチを蘇らせ、筋肉の力ではなく骨で体を支える疲れない体を創る入り口になるのです。

自分は後ろ重心、前重心？

「後ろ重心が良くない」と言われても、そもそも自分が後ろ重心なのかどうなのか、分からない人も多いでしょう。そこでここでは簡単に自分が後ろ重心かを、前重心かをチェック出来る方法を紹介しておきます。（パートナーと一緒に行うのが良いでしょう）

まず、ハガキを用意します。本書の読者カードでもＯＫです。座った姿勢、もしくは立った状態で、足の小指側からハガキを床と趾の間に滑り込ませてみてください。

後ろ重心なら、ハガキが趾と床の間に滑り込みます。

後ろ重心の足は、踵から内側（土踏まず、母趾球）に体重を掛けている癖がありますので小指側の趾が浮いて遊んでしまっているからです。

逆に前重心でしたら、小指がしっかり床に着いているのでハガキは滑り込みません。

ですから、

小指と床の間にハガキが通ったら、あなたは〝後ろ重心〟

小指と床の間にハガキが通らなかったら、あなたは〝前重心〟

というわけです。

ただし、重心位置はバランス良く取れていることが理想ですので前につんのめってしま

「後ろ重心「前重心」？ 自分の重心をチェックしよう！

普通に足を置いた姿勢からハガキを小指方向から差し込み止まったら「前重心」です。

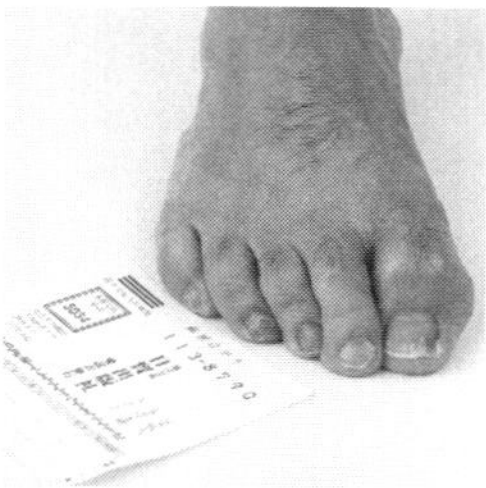

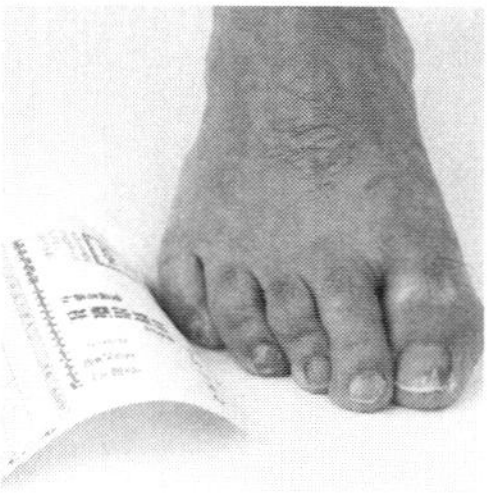

逆に抵抗なくハガキが滑り込んだら「後ろ重心」です。

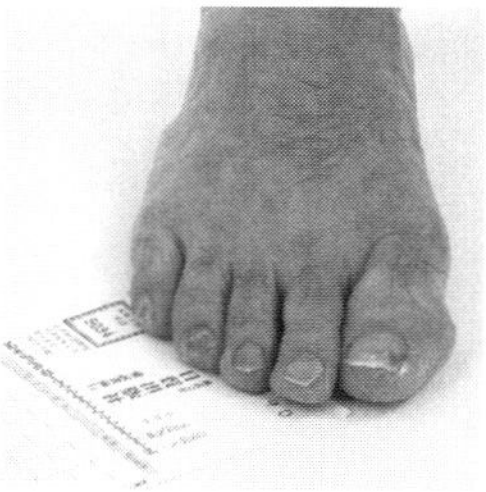

うような前重心には注意が必要です。

少し難しい話になりますが、「伸展」の入力と「屈曲」の入力の中間で、骨が体を支えている重心のバランスが理想です。

また、111頁で説明するマムシ趾という指先に力を入れすぎた趾でも問題がありますのでしっかり本書を読み進めてください。

実際に試してみていかがだったでしょうか？

自分が後ろ重心か前重心か分かりましたか？　普段意識していなくてもほとんどの人が後ろ重心で動いていたことに気がついたはずです。マラソンなどのスポーツをしていたり、姿勢に気を遣っている人にとっては結構ショックな結果かも知れませんが、気にする必要はありません。私が見るところ日本人の85パーセントは後ろ重心ですので、それが良くも悪くも〝普通〟なのが今の日本なのです。

どうして後ろ重心になってしまうのか？

それでは、私達の多くはどうして後ろ重心になってしまうのでしょう？　実のところ私にも〝これだ〟という理由が分かりません。もちろんずっと移動を続けてきた人間が、農耕とともに定住生活を始めたことが一因かもしれません。他の本を見回してみても、外反母趾や猫背、膝の使い方など〝結果から後ろ重心になる理由〟について書かれているものは沢山ありますが、私はそうした不具合は〝後ろ重心から起きる結果〟という立場でこの本を書き進めていますので、そうした根本的な意味から後ろ重心になってしまう原因については〝分からない〟としか言えないわけです。

ただ、一つ言えるのは、立ち上がったばかりの子供は前重心の骨の構造で体を支えて歩いているということです。その理由は簡単です。冒頭のバランスのお話しでも触れましたが、まだ筋肉が発達していない赤ちゃんが、小さな体に比べて重い頭を乗せたうえに重力に抗って立ち上がるには、筋肉の力ではなく骨の構造で体を支える必要があるためです。一見ヨタヨタしているように見える赤ちゃんですが、効率という点では、力任せに動いている私小さな子供が、ヨタヨタと頼りなさげに見えて意外に素早く動くヒミツは、筋肉ではなく重心移動で無理なく動いているからなのです。

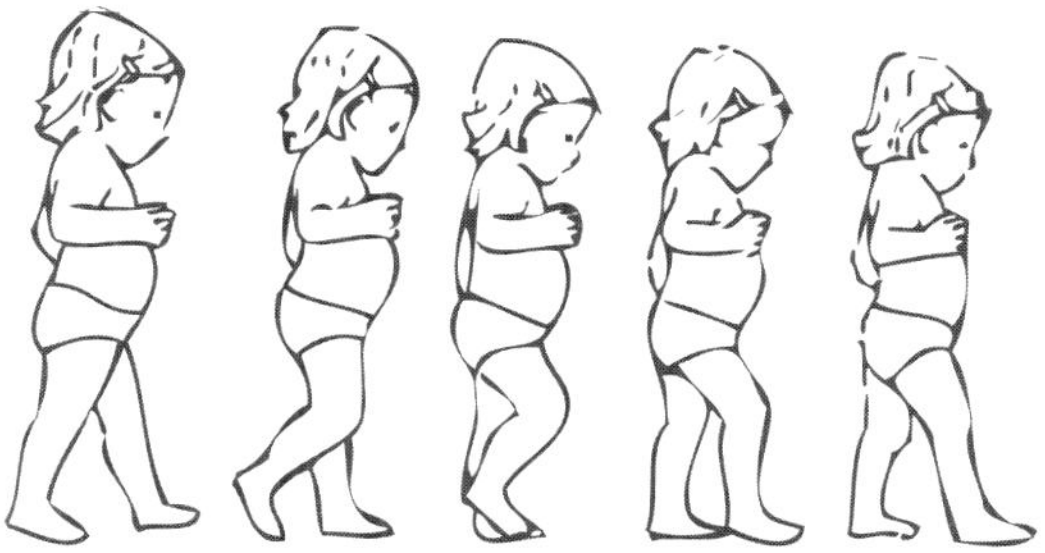

1歳児の歩行パターンスケッチ（Sutherland 1984）

達に比べて実に上手に使っているわけです。

実際お子さんをお持ちの方は、ようやく立ったと思ったら、あっという間に意外なほどの早さで走り始め、追いかけるのに苦労した経験をお持ちの方もいらっしゃるでしょう。　ではなぜ立ったばかりの彼らは素早く走り回ることが出来るのでしょうか？

その理由は彼らが骨盤を前傾させた前重心で、重心移動を非常にスムーズに行っているためです。子供を見ていると重い頭の乗った上体が前に傾くのに合わせて脚がついて動き、転ばずに動いているのに気がつきます。つまり、彼らは脚の力で動いているのではなく、重心の移動に脚が自然についてくることで動いているわけです。ですから意外なほど早く、また長時間走り続けることが出来るのです。

ところが、こうしたまっすぐの脚で、効率良く動ける時期はあまり長く続かないのが一般的です。

私にも子供が二人いますが、どうやら転換期は小学校に上がった頃のようです。

それまでは骨盤が前傾した前重心で、幼稚園の駆けっこの時なども上体に脚がついてくる理想の走り方で、「これは将来凄いことになるぞ！」と思っていたのですが、小学校に入った途端、骨盤が後傾し後ろ重心で地面を蹴る、いわゆる〝普通の走り方〟になってしまいました。また普段の生活でも、それまで骨盤が前傾した前重心だった姿勢が、段々と骨盤が後傾した後ろ重心となり、家内も随分気にして日常生活のなかでも子供達の動き方をずいぶん注意しているようですが、一度後ろ重心になってしまったものを、もとの骨盤が前傾した前重心にすることはなかなか難しいようです。

何故そうなってしまうのでしょうか？　その理由は様々でしょうが、大きな要因として筋力中心の動きになってしまうことがあるようです。

当たり前のことですが、子供は日々成長するなかで骨とともに筋肉も発達していき、重力やバランスの崩れに対しても、筋肉の力で体を支えることが出来るようになります。これ自体は自然な成長なのですが、構造的に効率良く体を使えていたことから、筋肉の力を主体にした動きへの変化とも言えます。

こうした筋肉に頼った動きになってしまう理由は成長以外にも様々でしょう。力任せに動いている周りの大人を見ていることも一因でしょうし、男の子ならテレビに映るヒーロー物の主人公達の派手に地面を蹴るようなアクションを見ていることや、女の子なら好きなアニメのヒロインやアイドルのほとんどが内股であることが影響しているかもしれません。また小学校に入ると必然的に机に向かう時間が長くなり、自由に動ける時間が減るなど子供達を取り巻く環境はかなり大きいと思います。

生きる姿勢と重心位置は関係する

子供を取り巻く環境ということでは、以前見たテレビ番組で南海に住むイルカとともに漁をしている人たちの生活が強く印象に残っています。彼らは決して我々が思う豊かな生活をしているわけではありませんが、子供はお父さんの投げる見事な投網を見て、自分も

「こんな風に上手く投げたい」と練習します。そこには「早く上手くなってお父さんお母さんに楽をさせたい」という想いがあります。そうした子供達がみんな骨盤を前傾させて伸び伸びと走り、泳ぎ、日々、力一杯生活している姿勢が日本の子供達とまったく違うことに気がつきました。前向きに生きているのか、生きていないのか。こうした根本的な生きる姿勢は、体の姿勢にも影響しているわけです。もちろんそれは周りの大人の生きる姿勢も反映していることでしょう。

ジャマイカが陸上選手の宝庫であることも、彼らにとって走ることが貧しい生活を変える手段であり、速く走ることが文字通りすべてで、それが走る姿勢にも現れているように思えます。スターにヒーローになりたくて子供の頃から前のめりに走り、生きている子供達の姿を見ていると、生きることへの意欲が日本の子供達と違うことが分かります。

小さい頃は前重心だった日本の子供達が成長する中で自然に後ろ重心になってしまい、外反母趾の小学生も珍しくないのは、そうした子供を取り巻く環境や世界とも無縁ではないでしょう。それだけに大人を含め様々な体の不調は、「こういう原因で、こうなった」と簡単には言えず、その結果、対症療法的なことに終始するのではないでしょうか。

それでも自分の子供について言えば、重心位置を気にして育ててきたこともあってか、怪我も病気もなくここまで無事育ってきました。逆に他のお子さんを見ていると、小学校で息子と一緒に野球をしている子供達に結構怪我や故障が多いのが気になります。また、こうした怪我や体の痛みで病院に連れて行っても「成長痛」ということで片付けられてしまうケースも多いようです。ただ私が見るとやはり後ろ重心のまま無理に動くため、その負担が体に表れているケースも少なくなく、複雑な思いで見ています。

また先ほどの祖先の話で言えば、獲物を追って走っていた歴史を考えれば本来私達の体は前重心であったでしょう。理由は簡単です。後ろ重心では長時間走ることは出来ず、また踵に体重を乗せる走り方では荒れた大地を走るには危険だからです。

荒れた野山を安全に効率よく走るためには踵ではなく、足裏の前小指側からソッと地面に足を下ろし、地面を蹴らず、重心の移動で走る必要があります。そしてそうした動きを実現するには骨盤を前傾させた前重心にならざるをえません。また、動物として〝生きる〟ために走る彼らが、骨盤を後傾させた消極的な姿勢であるとはとても思えません。前向きに獲物に向かい荒れた大地を走る彼らの姿が目に浮かびます。

鼻緒の頃の日本人は前重心だった？

こうした日本人の姿勢を考えると必ず出てくるのが、〝鼻緒から靴文化に変わった〟ことが話題になります。つまり明治維新を境に日本人のカラダ文化が変わったというお話です。確かに一理あるとは思いますが、私自身は必ずしも江戸から明治ということではなく、江戸時代から後ろ重心の人は相当数いたと考えています。

江戸時代から今日にまで続くロングセラーで読まれている本に貝原益軒（かいばらえっけん）『養生訓（ようじょうくん）』があります。現在の健康本といいましょうか、健康な生活の暮らし方や人生観が書かれてあり、ここからも現在と同様に体に対する悩みは多かったことが伺われます。

腰痛についても、「日本人が腰痛を知ったのは椅子が入ってきた明治以降からだ」という話を聞きますが、どうもそうとも言えず、江戸時代前期、備前国平戸藩の五代藩主・松浦（まつら）棟（たかし）公は長年に渡り腰痛に悩まされていたそうです。また西行法師の人形が「腰痛よけのお守り」とされ広く伝わっていたことなどからも、当時から腰痛などの筋骨格系疾患も多かったと考えられます。

実際、東洋医学における腰痛の歴史は、かなり昔に遡ります。紀元一世紀末に著された黄帝内経（こうていだいけい）という中国のもっとも古い医学書に「腰痛」という文字がたくさん出てくるほどです。

紀元前より腰痛があることから文化水準の高い江戸時代や明治時代では現代ほどではないにしても、腰痛や筋骨格系疾患（癌、感染、骨折など重篤疾患を除く）は多かったと推測出来ます。ですから鼻緒であっても趾を伸ばすような履きかたで、体のバランスを崩して歩いていた人はかなり居たと考えられます。

正しい下駄の履きかた

考えてみれば裸足で暮らしているアマゾンの人たちに比べれば、江戸時代の人たちの方が文化的にも随分上で、体だけを見れば、現代人ほどとは言いませんがやはり悩みはあったはずです。そうした理由からも私は鼻緒だから姿勢が良いとは言えないと考えています。

また、実際に今も下駄の生活をしている人の趾を見ても、趾が使えず鼻緒に趾の根本ま正しい下駄の履きかたは足裏のアーチが生む自然な締まりで鼻緒を摘み、台から足を離さずに歩きます。

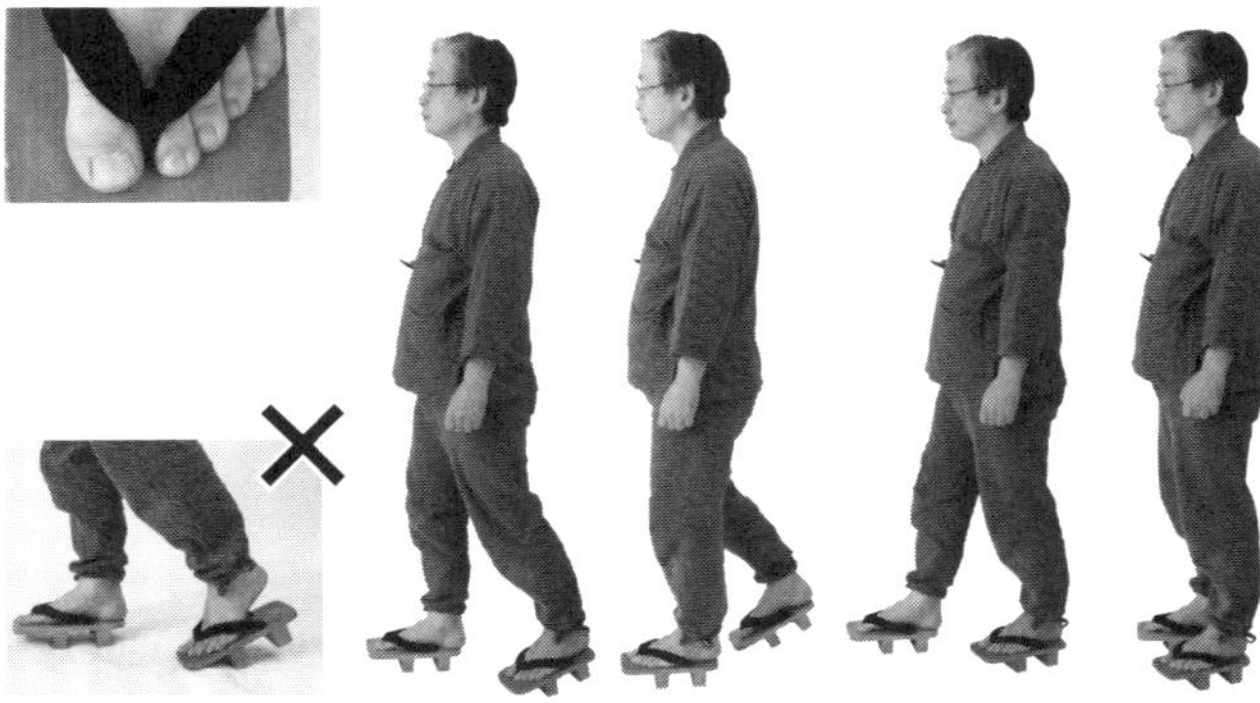

で突っこんで趾を張って引っかけるように履いているため、歩く度にカランコロンと音を立てる「お引きずり」という歩き方になってしまっている人が多いようです。逆に鼻緒を強く掴もうとするあまり親指がくの字に変形している方もいて、その点では下駄を履くにも注意が必要でしょう。

ちなみに正しい下駄の履きかたは、鼻緒と親指と人差し指の股の間に指が一本入るくらいの余裕を持って趾を入れるのがコツだそうです。こうすることで足裏にアーチが生まれ、小指から中指までが揃ってまとまり、人差し指と親指の間が自然に締まる力で鼻緒を摘まめるわけです。この履き方だと歩く際に脚を上げても足裏が下駄の台（足裏を置く場所）から離れず、二枚歯の下駄の場合、前歯からフラットに接地するためカツッ、カツッといった小さな音で歩くことが出来ます。下駄と言えば〝カランコロン〟という音が思い浮かびますが、一説によると音を立てるのは子供の履きかたで、昔はその音で小さい子供がどこにいるのか親や近所の大人に分からせたそうで、大人は音を立てずに歩くのがマナーとされたそうです。

時折、「鼻緒文化が体に良く、靴文化が悪い」と言う方もいますが、その理屈であれば、外国人の方が姿勢が悪くなるはずですが決してそんなことはありません。むしろ骨盤の位置などを見ると外国人が良いポジションであることもあります。

ただ面白いのは、日本に長く住んでいる外国人を見ると、日本人と同じく骨盤が後傾している人が多いことです。

以前、両親がアフリカ系で、スポーツ選手をしている娘さんが腰痛だということで看たことがありますが、競技中は骨盤の位置も良く動きも素晴らしいのですが、普段生活している時の姿勢をしてもらうと日本人と同じく骨盤を後傾させて腰を曲げて生活していて驚きました。つまり体はアフリカ系なのですが、生活習慣が現代の日本人なのです。生まれついた元々の身体能力は優れているのに、日本の日常生活に環境適応した結果、後ろ重心の腰痛になってしまったわけです。

こうした周囲の環境に合わせることは、「郷に入らば、郷に従え」という言葉もある通りで決して悪いことではないのでしょう。ただ体の機能という面では、本来ある能力をスポイルしてしまっていることもあるわけです。

そう考えると、イチロー選手などに代表される一流のスポーツ選手が、無名時代から集団生活の中でも決して周りに合わせることなく、むしろ常に浮いた状態だったというエピソードも分かる気がします。恐らく彼らは周りに流されず、自分の体にとって愉（たの）しく快適な動きを追求し続けた結果、自分の体にあった効率の良い動きを見つけだし、プロ選手として活躍していると言えるでしょう。そういう意味では好きで愉しい気持ちで前重心で動く、そういう子供が一番伸びるのかもしれません。

股関節をロックさせたまま腰椎（背骨の腰の部分）を無理に曲げて使うことが腰痛となる大きな原因です。

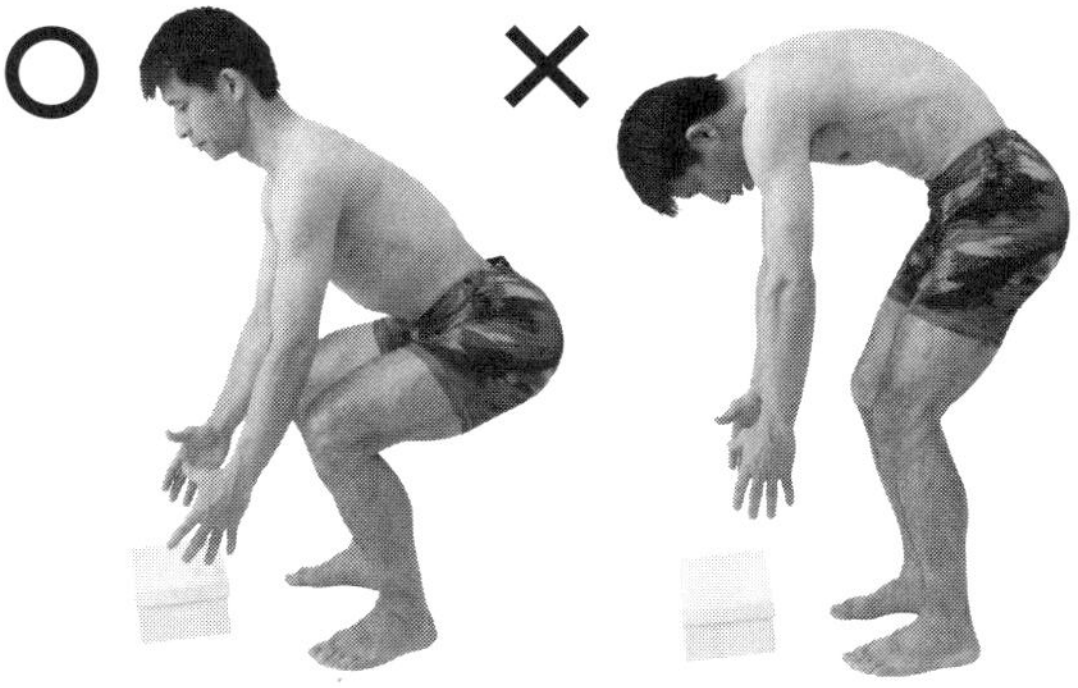

腰痛はいつから始まった？

ここで多くの人が悩まれている腰痛についても触れておきましょう。

私の治療士としての経験から言えば腰痛を訴える人の95パーセントが、踵、親指、母趾球の後ろ重心で接地しています。その結果、日常生活のなかでも前かがみで行う作業、床に置いてあるものを取るような動きをこの後ろ重心のままで行う際に股関節が動かず、代わりに背骨の腰椎から屈曲し前かがみの姿勢になります。これが腰を痛め腰痛の原因となります。

本来の前かがみの理想は、自由度の高い股関節＝ヒップ・ジョイントから体幹を屈曲して行うことです。大して可動しない腰椎で屈曲し続けることは骨格構造の耐久性を脅かす行為で、そう考えると腰痛は生体の防御反応として危険を知らせているとも言えます。

この多くの人を悩ます腰痛の原因は、現代医学においても未だ完全解明はされていませんが、徐々に新たな事実が分かってきています。

2008年10月5日に放送された、NHKスペシャル「病の起源　第3集　腰痛　~それは二足歩行の宿命か?~」では、「腰痛の起源は人類が農耕を始めてから……」ということをテーマに調査が行われていました。つまり、1万年前から農耕が始まり畑を耕したり、穀物を挽いたりする作業を前かがみで行うことが、腰痛の原因ではないか? というものです。

そこで番組に登場したのがアフリカ・タンザニアでいまなお狩猟採集の生活を送るハギ族です。彼らの住む生活環境は200万年前から基本的な生態系が変わらず、毎日10キロから30キロを歩き、狩りや果実を採取して生活を営むライフスタイルは、農耕生活を開始する前の人類に近いと考えられているからです。

実際に番組のなかで映し出される彼らの姿は私の予想通り、前重心で歩き、走り、動くものでした。そして取材で明らかになったのは、ハギ族に腰痛は見つからず、それどころか腰痛という概念すら無いということで、こちらも予想通りのものでした。

もうひとつ腰痛関連で面白かったのは、同じくＮＨＫの番組で、２０１１年11月16日に放送された「ためしてガッテン〈驚異の回復！　腰の痛み〉」です。この番組では、これまで腰痛の主犯とされてきた椎間板ヘルニアが実は腰痛の犯人ではないことを明らかにした上で、腰痛とストレスの関係について紹介していました。

実際に研究を行っているのは福島県立医科大学で、現在までに「ストレスが脳の鎮痛システムを働きにくくすることによって腰痛を悪化させ、さらなる痛みの悪循環を起こしている」ということが分かってきたそうです。

つまり、本来であれば脳の鎮痛システムで抑えられるはずが、ストレスによってこのシステムが働かず、その結果痛みが強くなり、さらにその痛みがストレスとなり、腰痛を悪化させるというわけです。

そもそものストレスの原因がなんであるかは様々でしょうが、いずれにしろ生活のなかで生まれるものですから、先に書いた後ろ重心を含む私達の生活様式が体の面でも心の面でも、影響していることが腰痛の原因だと言えるでしょう。

結局、私達の体は1万年前に始めた農耕生活、定住生活、そして後ろ重心の生活にまだ適応出来ていない、あるいは不自然なのかも知れません。であれば、ハギ族の生活とはいかなくても、〝前重心〟の生活に戻ることを目指すべきではないでしょうか。そして、その入り口が〝趾〟なのです。

◎第2章

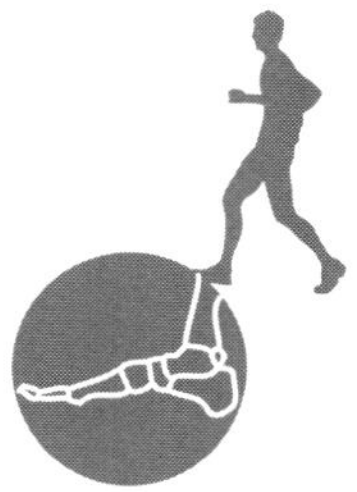

趾（あしゆび）からはじまる体の構造

母趾球神話を見直して
足裏のアーチを取り戻そう！

4つのアーチで構成される足裏

前の章に書いてきた通り、足裏のアーチが無くなると踵で体重を支えるため趾が浮いた、「浮き指」や小指側に足首が倒れる「鎌足」と呼ばれる状態になります。その結果、体の土台である趾を遊ばせ筋肉で体を支える後ろ重心になってしまうわけです。

そこで、この遊んで眠ってしまっている趾を目覚めさせることが、再び前重心の骨で体を支える構造を取り戻す道であることが分かってきました。

そのための具体的な方法をご説明する前に、もう少し趾のことを知っておいて欲しいと思います。趾が具体的にどんな役割を果たしているのか分からないままトレーニングするのと、分かってトレーニングするのでは効果も全然違いますので、焦らずまずこちらを読んでいって頂ければと思います。

足裏のアーチ構造は、

1・親指側の縦アーチ
2・小指側の縦アーチ
3・足の指のつけ根（ＭＰ関節・中足趾節間関節）の横アーチ
4・足の甲の中程（足根中足関節）の横アーチ

の4つのアーチで構成されます。

よく知られているのは、1の〝親指の縦のアーチ〟、いわゆる〝土踏まず〟のことで、普段我々はあまり意識することはありませんが、この足裏のアーチが私達の体重と、歩いたり、走ったりする際の接地で起きる衝撃を吸収してバランスを取ってくれています。つまり足裏のアーチは車のショックアブソーバーやタイヤのような存在と言えるでしょう。そしてこの趾が使えず、このアーチが無くなった状態がいわゆる扁平足です。母趾球から踵までが地面に着き、足裏全体がペタッと床に着いてしまう足のことを言います。

この足裏のアーチが無い状態では、歩いたり走ったりする度に、私達自身の体重が接地する衝撃がダイレクトに体へと伝わってしまいます。私達は衝撃に対して無意識に体を固め

足裏にある４つのアーチ

私達の足裏にはいわゆる“土踏まず”を作る、①親指側の内側のアーチ、②小指側の外側のアーチ、③趾骨と中足骨の MP 関節（中足趾節間関節）にあるアーチ、④中足骨と楔状骨（きつじょうこつ）を繋げる足根中足関節のアーチの４つがあります。私達が見ている趾は骨で言えば中足骨より先の一部だけなのです。

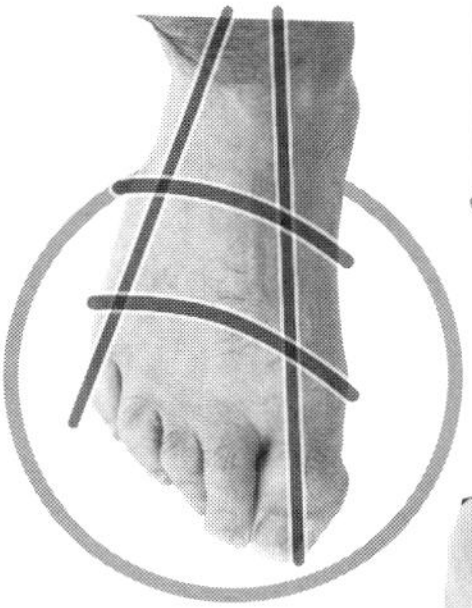

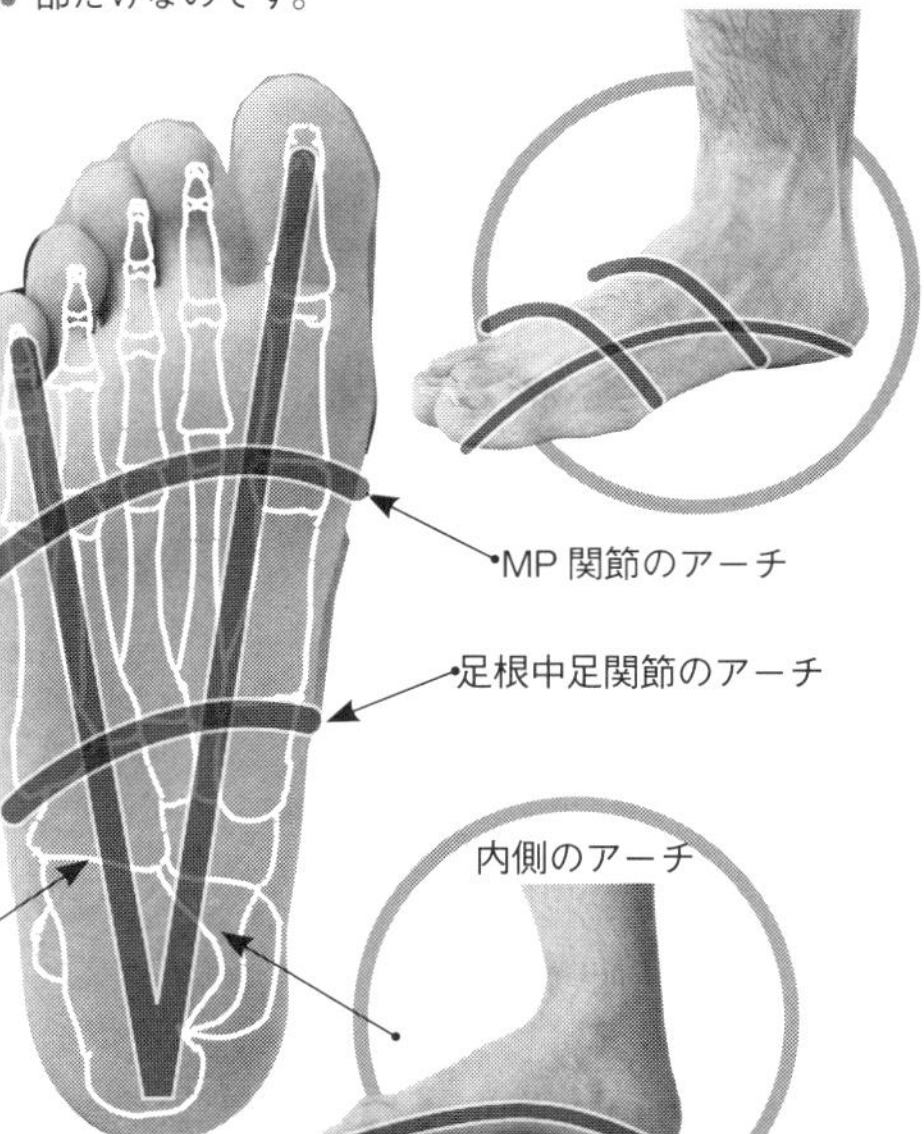

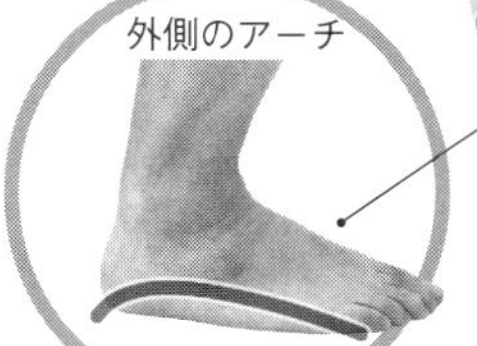

扁平足でアーチが無い足

右がいわゆる“扁平足”。楔状骨と舟状骨が落ちてしまいアーチ構造が無くなっている。

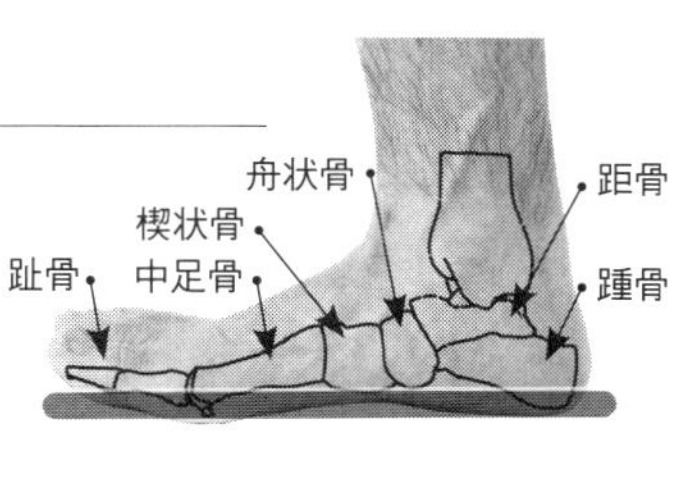

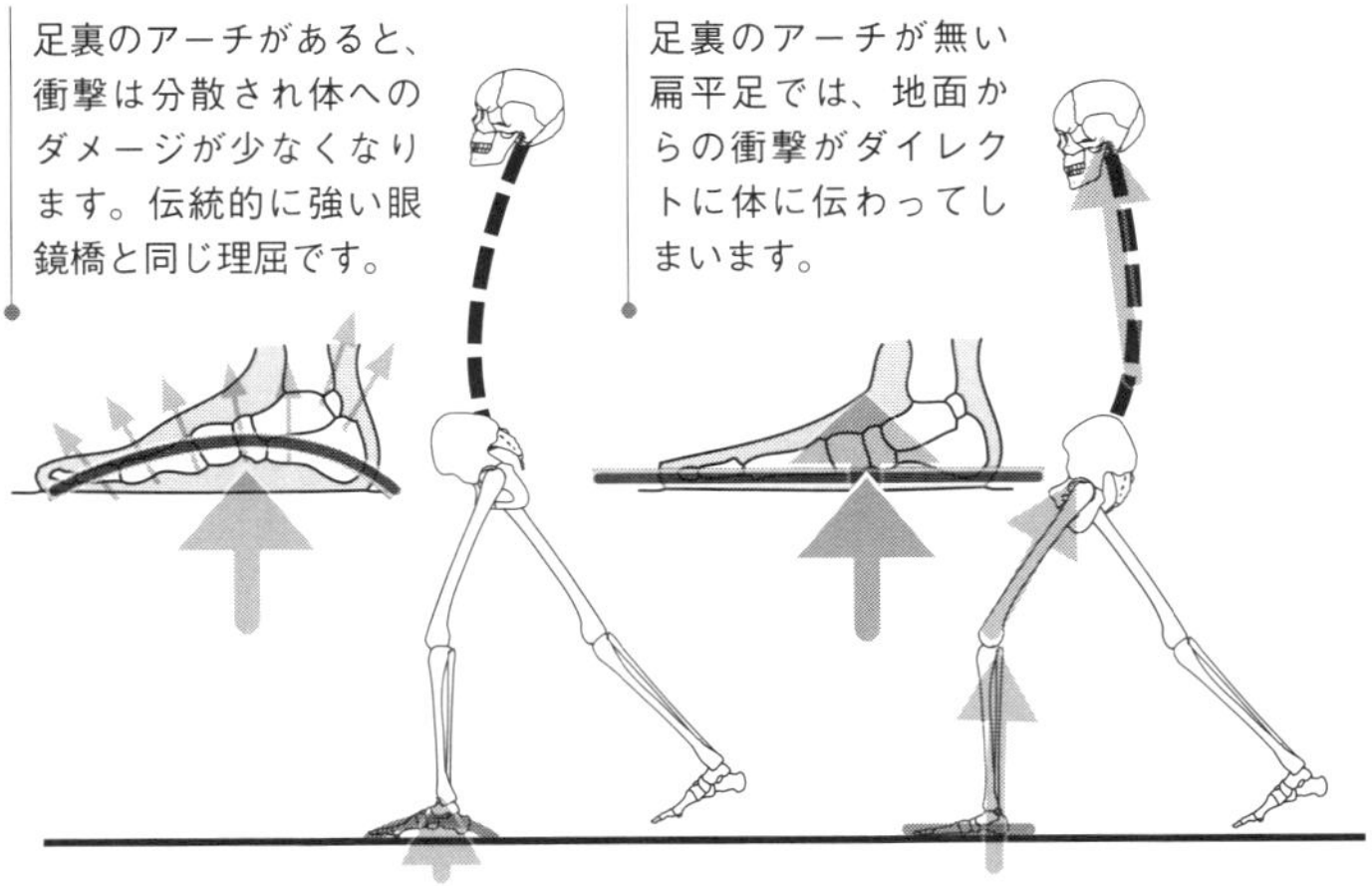
足裏のアーチがあると、衝撃は分散され体へのダメージが少なくなります。伝統的に強い眼鏡橋と同じ理屈です。
足裏のアーチが無い扁平足では、地面からの衝撃がダイレクトに体に伝わってしまいます。

て耐える癖がありますが、同じように足裏を伸ばして固く使うことで衝撃に耐えようとしてしまい、ますます土踏まずが無くなる悪循環におちいります。その結果、足裏を通る足底動静脈、後脛骨動静脈、神経などが圧迫され、体を巡る血流が滞り心臓に負担を掛けるほか、老廃物が溜まりやすくなるわけです。

スポーツ選手に多いスポーツ心臓と呼ばれる心臓が拡大する症状は、激しい運動が原因と言われていますが、足裏を強く床や地面に叩きつけることで血流に負担を掛けていることも遠因とされていて、土踏まずを潰すことも関係があると考えられます。足裏は多くの健康法で「第二の心臓」と言われるように、体にとって非常に大事な場所なのです。

足裏マッサージは本当にカラダに良い？

足裏を固く使っているとどうしても凝ってくるため、マッサージなどで足裏を強く押してもらう方もいますが、私はこれをあまりお薦めしません。基本的に足裏マッサージを受けている人は、何らかの体の不具合を自覚している人のはずですが、そうした人の多くは足裏を伸ばした土踏まずが無い状態で親指側に体重を掛けている人が多く、足裏の足底筋を「収縮」してアーチを作ることを苦手にしている人がほとんどです。そこに足裏を押すというまた伸ばす「伸展」の刺激を入れるわけですから、ますます土踏まずが無くなり後ろ重心になる悪循環にはまるわけです。

確かに気持ちが良いかもしれませんが、気持ちが良いことと体に良いこととは必ずしも一致しないのも事実です。ついでに言えば足裏と言うと〝足裏反射区〟と呼ばれる、体と足裏との関係を思い浮かべる方も多いでしょう。しかし〝ツボ〟ということで言えば、〝湧泉（ゆうせん）〟が足裏にある唯一のツボで、ツボと足裏反射区とは起源的にも異なり本来関係ありません。

むしろ足裏を押すことでアーチを作るべき足裏に伸ばす刺激を入れることは、足裏の構造を壊すことになります。また人間の体は「馴れ」が生じますので、刺激は常により強い刺激を求めます。マッサージなどでより強く痛いくらいの刺激を求める方がいらっしゃいますが、こうしたことからも足裏を強く押すことは危険だと私は考えています。

また最近では靴の底にアーチを作るための加工をしているものもありますが、特に先天的な内反足など体に支障が無い限りはアーチは自分で作る方が良いでしょう。本来そうしたサポート的なものを普通の人が使う必要は無いと思います。つい楽な方へ流れてしまうのは世の中の常ですが、そもそも履き物や道が良くなったことで趾への意識が無くなり、アーチが無くなってしまったことを、また履き物で楽をして取り戻そうとすることに無理があると思います。またなかにはこうしたサポートの出っ張りが落ちてきた舟状骨(しゅうじょうこつ)と当たり、余計に悪くする方もいるようです。

マッサージについては、今でこそ一般の人も利

“足裏”というと様々な健康法がありますが、ツボについて言えばMP関節上にある“湧泉”が唯一のツボです。

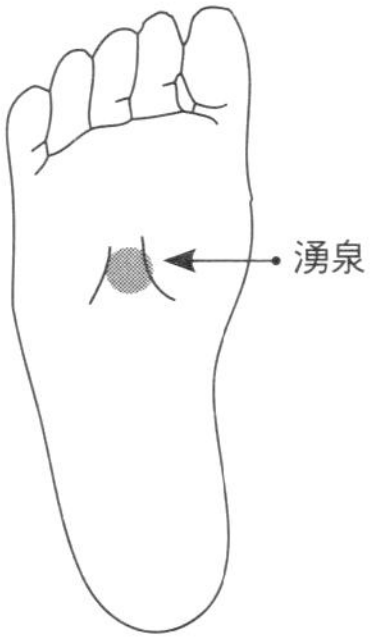

用するポピュラーなものですが、もともとは寝たきりの人に対するリハビリ的なものが始まりで、体の位置すら自分で変えられず心臓にしっかり血が送れない人のために行われていたものでした。そう考えれば不自由なく動ける人であれば、自力で動いた方が良いことは分かるはずです。安易に対症療法的な解決方法を試すのではなく、不具合が出る理由を考えて、それを直していかないと根本的には変わることはありません。気持ちが良いということを感じるのは生きるうえでとても大事です。でも、そればかり追求していくと不得意なことが変わらなくなってしまいます。

足裏は刺激を求めている?

ではどうして私達は足裏マッサージなどの刺激を求めるのでしょうか?

もちろん〝疲れているから〟ということもありますが、その疲れの原因を含めて、ここまで書いてきたように、普段足裏を〝伸ばして〟使っているのが大きな原因です。

試しに手の指をピンと伸ばしてみるとよく分かります。ずっと伸ばすうちに指は緊張でまず、手の指を出来るだけ伸ばします（1）。その状態で机や壁などに押しつけます（2）。次第に指先の凝りが指関節、手首を経て肘・肩へ拡がっていくのが分かるでしょう（3）。これと同じことが足裏の多くで起きています。

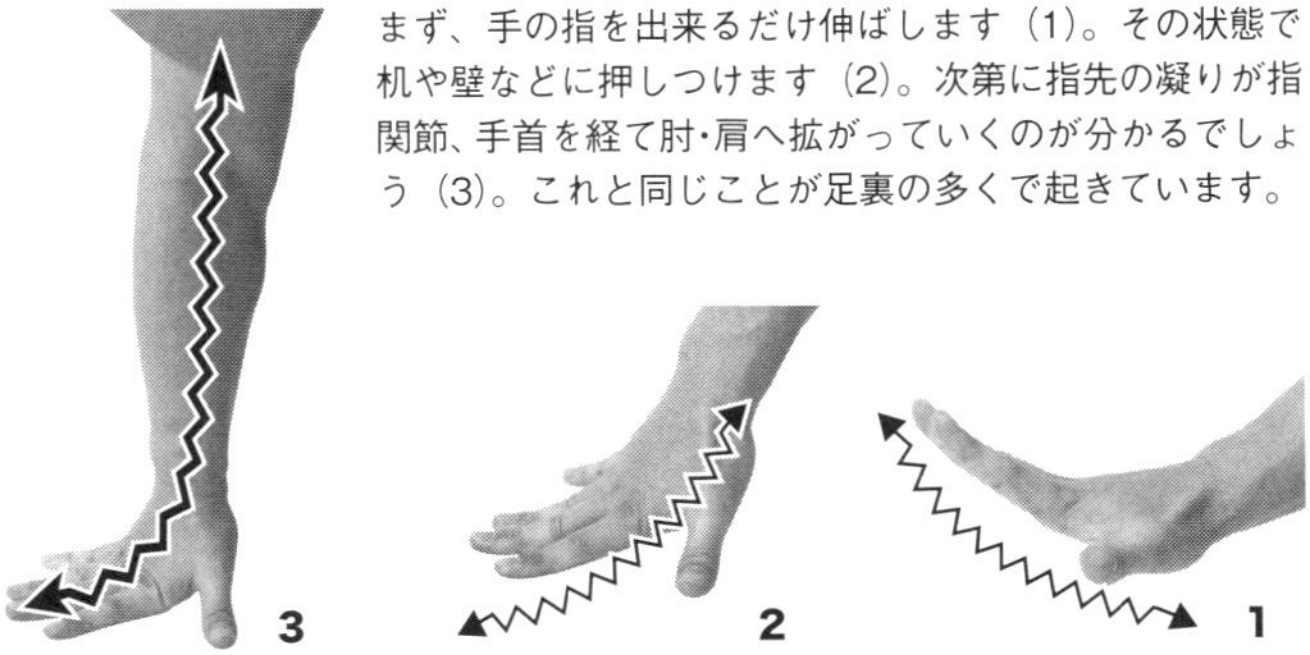

固くなり、そのまま伸ばし続けていると次第に指以外の手首や肘まで固まって自由度が無くなってくるのが感じられるはずです。その状態のまま足裏が地面に接触するように、机などに人差し指の頭を押しつけると、さらに固くなり段々と〝凝った〟感じになるでしょう。これと同じことが足裏でも起きているわけです。

逆に多くの場合、私達が足裏をこうして使っていることを考えると、マッサージを受けたくなるのも当たり前です。

「母趾球神話」子供の足を壊すのは誰だ？

また脚が疲れる根本的な原因は、趾の中でも一番大きく器用に動く親指に〝大きく強そう〟というイメージを持っているでしょう。

また、そうしたイメージを反映してか、実際に体育やスポーツの指導の現場で、親指や母趾球で地面を蹴るという指導がされていることも大きな原因だと私は考えています。

これをよく示すデータがあります。

以前、ある高校の運動部に参加している生徒がどうやって接地しているのかを調査する機会に恵まれました。その結果、

「片足立ちになった時、足の裏のどの部分で体重を支えているか」

という質問に、31人中、足裏全体1名、小指側2名、親指側28名という結果が出ました。

さらに、この「親指側」と答えた生徒のほとんどが、

「自分は体が硬い」

「股関節が硬い」

と思っていたり悩んでいることが分かりました。

正直に言えば結果自体は予想どおりでしたが、それだけに問題です。

色々お話しを聞いてみると、彼らを指導する先生は、特に「どう接地するのか」といっ

た指導はされていないとのことで、もしかするとそれはまだ良い方かもしれません。理由はその種目やジャンルは違っていても、ほとんどのスポーツ少年団では、「親指の母趾球でしっかり体重を支える」「母趾球でターンをする」「母趾球で蹴り出す」など、非常に強く「母趾球神話」が根付いていて、私が近所で見かける少年野球やサッカー、バスケットボールでもこうした親指・母趾球主導の指導がよく見られます。その結果、真面目なお子さんほど指導者の言うことをよく聞き、地面を強く蹴ることで足裏のアーチを無くし、体を壊したり股関節を固める傾向にあります。

特に「地面を蹴る」という、よく広告やテレビなどで耳にするフレーズを鵜呑みにしてしまい、後ろ重心の体を無理矢理前に運ぶために親指・母趾球で地面を蹴る動きを身につけてしまっている人はとても多いです。その結果、足裏を伸ばす癖が強くなり、この〝伸ばす刺激〟がさらに伸ばす刺激をマッサージなどに求める悪循環を作ってしまうのです。

もう、「母趾球神話」は終わりにしましょう。子供たちの体が悲鳴をあげています。指導者の方、どうぞよろしくお願いいたします。

足裏が蘇ると筋肉の働きが変わる！

改めて〝足裏のアーチ〟が最も重要な理由は前の章でも書いた、〝骨で体を支える体構造の土台である〟ということです。足裏のアーチ構造が保たれた状態であれば、すねの骨（脛骨）が垂直に立って骨で体を支えることが出来ますので、筋肉は必要に応じて骨を調節する最低限の働きだけで済むため、リラックスした状態で疲れることはありません。

ここでいうリラックスしている状態というのは、だらんと緩んでいることではなく、骨を支えるために筋肉同士が互いにテンションを保ち合った状態です。イメージとしてはキャンプで使うテントや帆船の帆が風を受けて張っている姿など、静止した状態でも常に必要な力が備わっていることが大事なのです。そうした状態でいることで、重力と自分の体の重さをエネルギーにして、いつでもバネが自然に伸びるように筋肉が〝働く〟ことが出来るわけです。

多くの人は筋肉を〝使う〟、または〝使われる〟ものと考えていますが、理想を言えば〝働くもの〟であると私は考えています。働くとは特に考えることなく自然に行われる動きで、

テンションのあるリラックスが理想

リラックスと言うと力を抜くというイメージがありますが、理想的なリラックスはいつでも動ける風をはらんだヨットのような状態です。

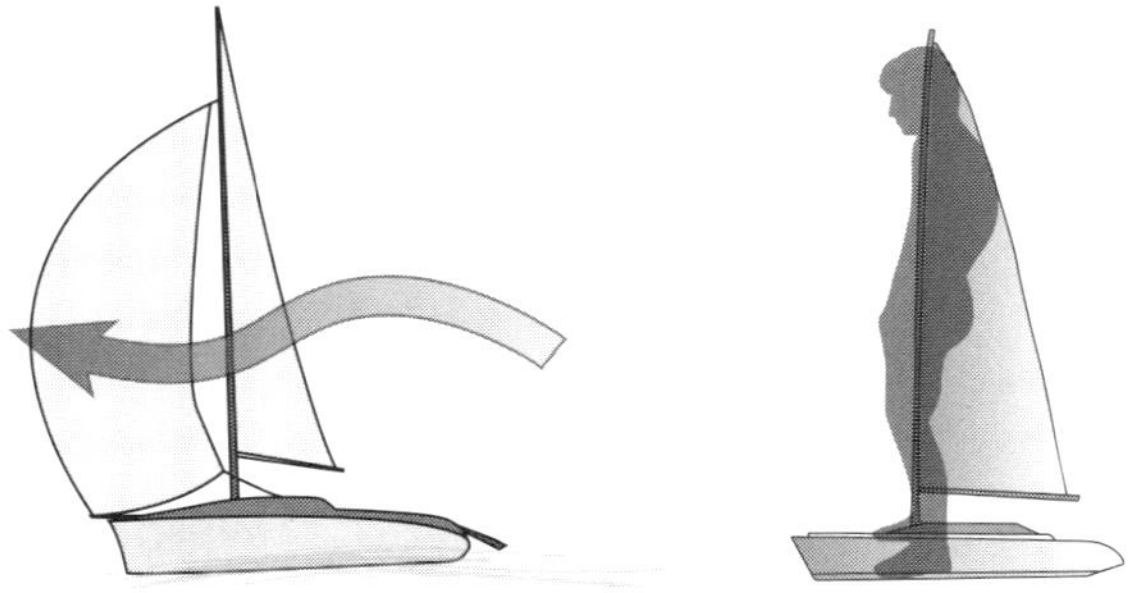

丁度縮んだバネが伸び、引っ張られたバネが縮むように、そこに無駄な力や意識的なコントロールは必要ありません。

こうした筋肉の動きは〝伸張反射〟と呼ばれ、筋肉が伸展することで発生する反射です。

例えば、テーブルの上のコップを取るという動作は、脳から「コップを取る」という指令が脊髄を通って筋肉に伝えられることで行動になります。ところがこの伸張反射は、脳を介さず直接脊髄から筋肉に対して「縮め！」という指令が伝えられるのです。例えば脚気（かっけ）のテストでゴムハンマーで膝を叩くと、「動かそう」と考えなくても足が動きますね。これが「反射」の特徴で、意識しなくても自動的に縮むのです。

骨で体を支えてリラックスした状態だと、脳に頼らない速い反射で筋肉を使うことが出来ます。

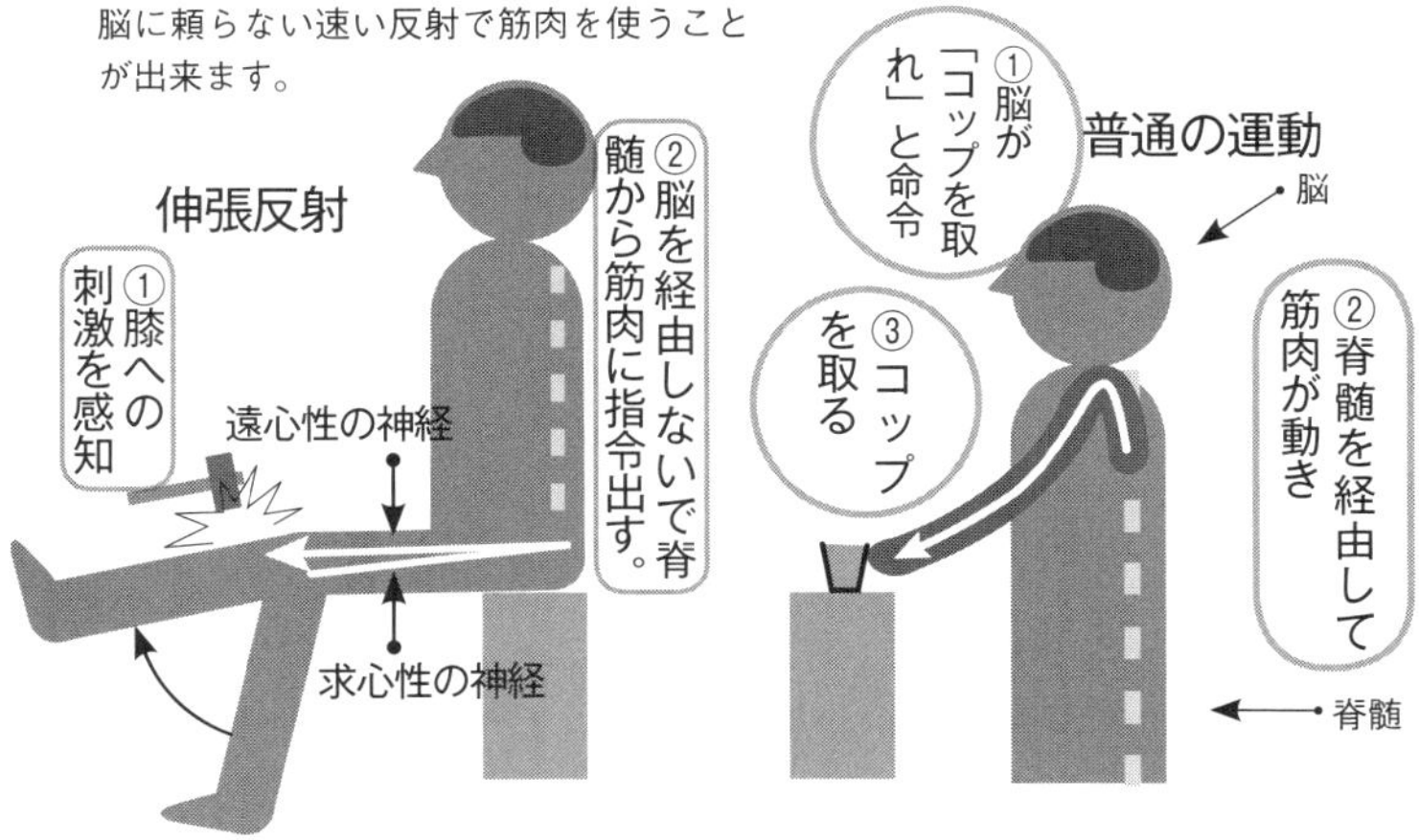
伸張反射
①膝への刺激を感知
②脳を経由しないで脊髄から筋肉に指令出す。
遠心性の神経
求心性の神経
普通の運動
①脳が「コップを取れ」と命令
②脊髄を経由して筋肉が動き
③コップを取る
脳
脊髄

もう少し詳しく説明しますと、伸張反射は脊髄の反射であり、求心性の神経（指先などの体の末端から中枢に刺激を伝える神経）と遠心性の神経（中枢から末端に刺激を伝える神経）の二つの神経でのみ成り立つ「単シナプス反射」です。つまり、脳からの指令による筋肉の収縮と比べて、神経の「長さ」が短く、さらに中継するシナプス（神経や筋繊維などの接合部位）の数が少ないため伸張反射はあらゆる反射の中で最速なのです。適度なテンションを保ったままリラックスしている状態は、この単シナプス反射が働きやすく、最も効率良く早い動きが出来る状態なのです。

逆に筋肉を〝使おう〟と思うと、脳からの指令による筋肉の収縮になり、伸張反射に比べ筋肉の収縮が遅いばかりか緊張を引き起こし、多くの場合そこには必要以上の力、余計な力(りき)みを生んでしまいます。この力みが骨格位置を崩し、筋肉に余計な仕事を与えてしまっていることが多いのです。例えば安定して立っている状態から少し体を歪めてバランスを崩すと、必ず体のどこかの筋肉が強く働き筋肉をロックさせ、それを無理に直そうとすると、さらに体をロックさせてしまいます。この筋肉をロックして姿勢を保っている状態から動き出そうとすれば、さらに余計な筋肉を使うことになり、歩きであれば地面を蹴るなど体に負担を掛けた無駄な力を使うことになるわけです。

一見些細な足のアーチ構造ですが、この土台が崩れてしまうと筋肉で体を支えることになり伸張反射が期待出来ず、その結果疲れやすく運動パフォーマンスが落ちてしまうのです。まして足裏に強いマッサージ刺激を入れたり、日常的に「伸展」動きを入力をしていると筋肉は伸びきったバネのようになってしまい、ますますこの伸張反射が起こらない体になってしまいます。こうしたことを考えると、足裏のアーチがしっかりあり、骨で体を支え、筋肉が自然な伸張反射で必要に応じて〝働く〟状態が理想と言えるでしょう。そしてその構造・ポジションの入り口が〝趾〟なわけです。

趾が利いている状態とは？

それでは趾が目覚めて利いている状態とはどんな趾の状態を言うのでしょうか。

グッと趾が地面を噛んだ状態を思い浮かべている人もいらっしゃるかもしれませんが、そうではありません。

自然な趾の収縮があればそれで充分です。逆に趾で思い切り地面を掴む様にしては脚全体を固めしまい体にも良くありません。それが何であれ運動で体を固めて使うということがプラスに働くことはありません。多くの人は〝力を入れる〟方が〝やっている実感〟や〝努力感〟が得られたため、力を目一杯入れることが多いのですが、これはほとんどの場合間違いです。力を入れれば入れるほど、効率の良い体と動きからは遠ざかり、固い動きと体の不調に近づいていきます。

それでは自然な収縮とはどのような感じでしょう？

簡単に実感するには手を机などに置いて「トントントン」と五本の指先で机を軽く叩いてみると良いでしょう。最初は手を開いた状態で始めると、数回で自然に手にアーチがで

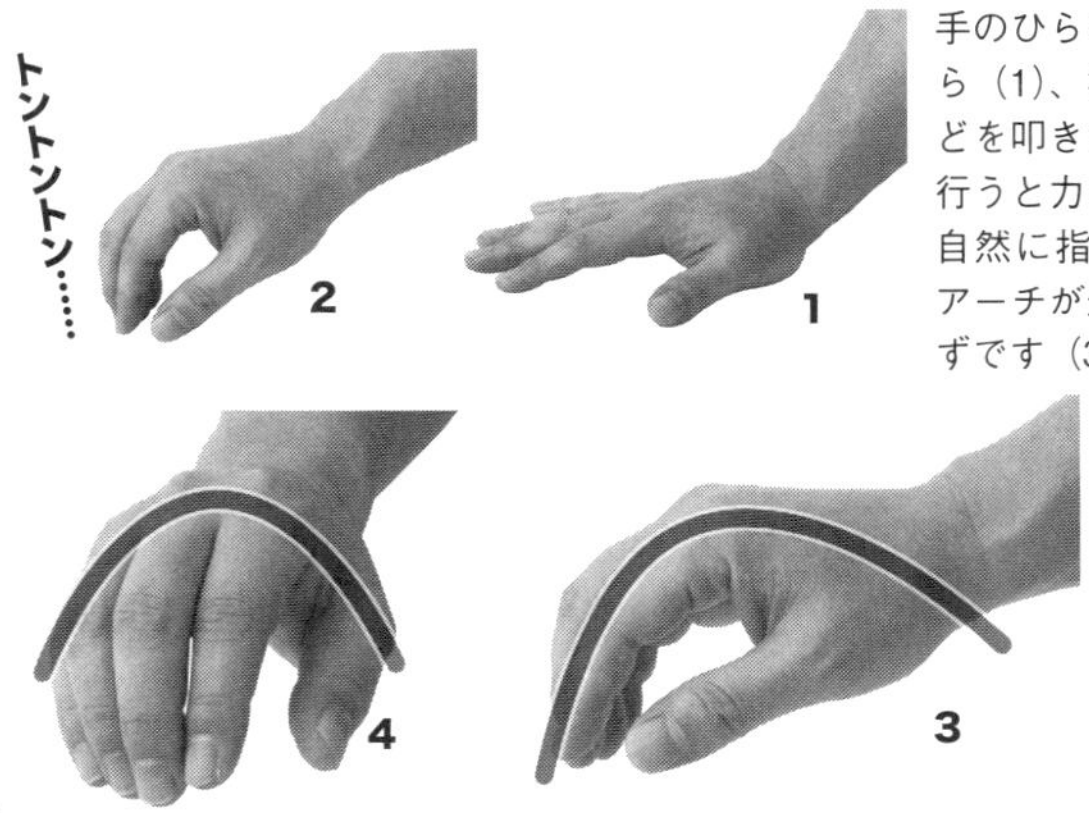

手のひらを開いた状態から（1）、指先で軽く机などを叩きます（2）。数回行うと力を入れなくても自然に指先がまとまり、アーチが生まれているはずです（3・4）。

きて、指先がまとまってくるはずです。

それが〝自然な指先の伸縮〟です。

別に意識して力を入れている訳ではないはずですが、指のそれぞれに自然に力が満ちているような感じで、緩（ゆる）い感じはしないでしょう。

この状態が趾にもあれば理想なのですが、私達は知らず知らずのうちに足裏を「伸展」させて使うことに慣れてしまっているため、趾も自然な「伸縮」を失っているわけです。ですからこの本ではこの趾を様々なエクササイズで目覚めさせることで足裏のアーチを回復させ、本来の〝動くための体構造〟を取り戻そうとしているわけです。

後ろ重心が外反母趾の原因！

では趾が使えずアーチが無い状態では体はどうなるのでしょう。

まずここまでにも書いてきたとおり体を骨で支えることが出来ないため、常に筋肉の力を使って体を支えることになります。

筋肉は基本的に縮むことで力を発揮しますが、そのためには先ほど書いた様に、まず適度に緩んでいる必要があります。ところが常に力が入った縮んだ状態が続くと筋肉は小さく固まってしまい、運動はもちろん普段の生活でも咄嗟に動いたり大きな力を使うことやキレのある動きが出来ません。また常に緊張した状態のため、特に何もしていないのに疲れやすく、体に負担が掛かっているため「動作入力ミス」による腰痛など筋骨格系疾患（癌、感染、骨折などの重篤疾患を除く）の原因となります。

ここで言う「動作入力ミス」というのは、人間の骨格構造に対して誤った動作、親指加重などを入力してしまうことです。当然、誤った入力は誤った出力となり、ミスは新たなミスを生み出します。その結果、体の構造に危険を察知すれば、脳は生体防御反応として「痛み」で知らせてくれます。これは筋肉や骨、関節、神経などの個々の部分が原因の「痛み」ではありません。間違った動作入力を「痛み」が知らせているのです。

例えば外反母趾もその一つです。

外反母趾は親指が変異して小指方向に曲がっていくもので、一般に女性に多く、その原因は履き物や生活習慣など様々に言われています。しかし根本的な原因はここまで書いてきたように、趾がしっかり使えていないために足裏のアーチ構造が失われ、骨で体を支えられないことが原因です。骨で体を支えられない代わりに、足の親指で体を支えようとした結果、体重が足の親指に掛かり、その重みに耐えかねた親指が小指方向へ変異＝外反母趾になるわけです。

外反母趾になると当然足裏のアーチ構造が失われ、土踏まずの無い扁平足化が進み、益々脚の内側の筋肉で体を支えなければならず、さらに外反母趾が進行してしまいます。酷い外反母趾になると親指が「く」の字に曲がって隣の人差し指に乗ってしまうほどです。こうした状態になる前に幾度となく体は「痛み」という危険信号を送っていたはずです。しかし、場当たり的な処方を続けていても改善の余地はなく、老朽化した家屋と同じで構造

親指への加重が外反母趾を生む

1. 足裏のアーチがある状態です。
2. 趾か利かず、アーチが崩れたため脚の内側に体重が乗り親指に負担が掛かった状態です。
3. さらに親指に加重を掛け続けると、アーチは完全に潰れて指が浮き、加重から逃れるため小指側へ曲がっていきます。

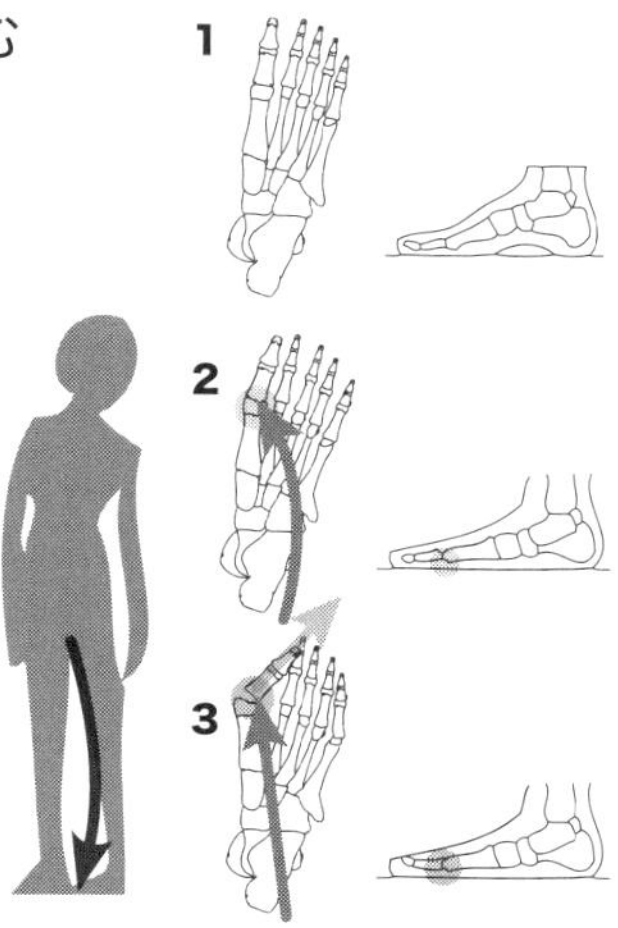

自体を治さなければやがて朽ちていくのです。

外反母趾のメカニズム

また外反母趾の場合は親指側に体重が乗るため、小指側が浮き、また脚の前側の筋肉が緊張してしまうため、股関節が動きづらくなり、歩いていても常にブレーキを掛けているような状態になってしまいます。この状態で無理に歩こうとすると後ろ重心のため、体を動かすには脚の親指側で地面を蹴らなければならず、筋肉が互いに対立する中で動くことになります。これでは当然疲れますし、蓄積すればやがて痛みや不調として体に現れてくるわけです。こうしたことの根本的な原因である構造を直さずに、

ハイヒールを綺麗に履くコツはアーチにあり！

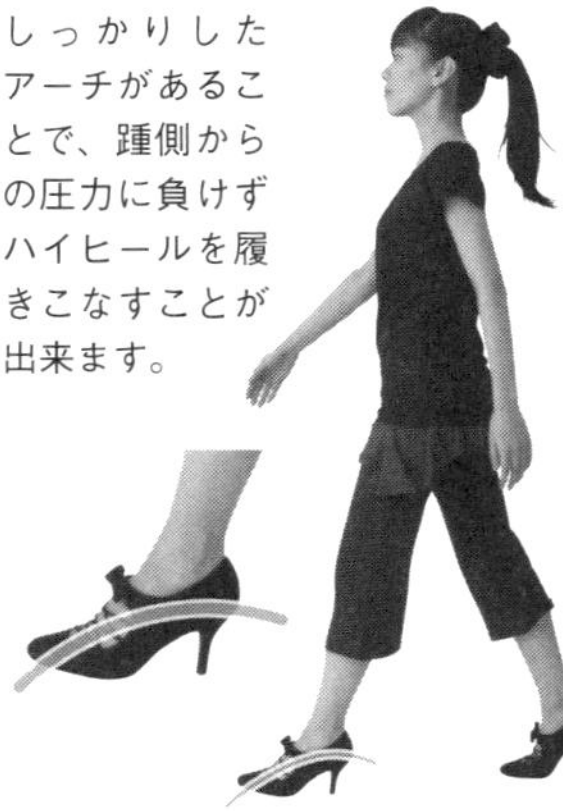

しっかりしたアーチがあることで、踵側からの圧力に負けずハイヒールを履きこなすことが出来ます。

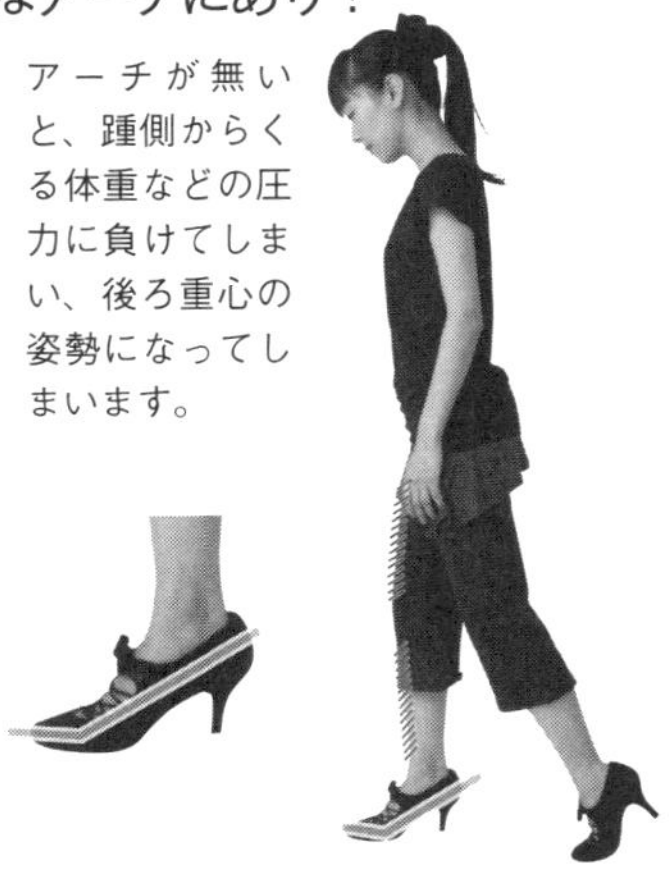

アーチが無いと、踵側からくる体重などの圧力に負けてしまい、後ろ重心の姿勢になってしまいます。

痛みを抑えるために薬を飲んだり手術で解決する方法もありますが、どれも短期的には効果があってもやがてぶり返すケースがほとんどです。結局その人の体の構造が変わらない限り、動きは変わらず再発するケースが多いのです。

　昔は、先の狭いハイヒールを履くことが外反母趾の原因だとされてきましたが、最近ではハイヒールの履き方が原因だということが分かってきました。つまり、「ハイヒールを履きこなす」ことが出来ないと外反母趾になるのです。ファッション雑誌のモデルさん達はしっかりとモデルウォーキングを訓練し誌面で購買意欲をそそるよう、かっこよくシューズを魅せます。ところが、一般の方はシューズを履きこなすような訓練をしていないため、結局、シューズに履かれて無理に歩きます。当然、無理が重なれば何かしらの問題が生まれるわけです。

実際にハイヒールを履きこなすためには、足のアーチ構造が必要不可欠です。アーチ構造を維持したままシューズの中で指先をすぼめるのです。そうすることで、指先から股関節までが綺麗な一本の脚として連動しスタイルよく歩くことが出来るのです。

ここで言う外反母趾とまではいかなくても、親指側に体重が偏(かたよ)っている人は非常に多く、それに本人が気がついていても、実際に小指側の趾を意識することが出来ないのも事実です。

「ハイヒールを履きこなす」にも訓練が必要ですが、指先に意識を通すにはそれ以上の訓練が必要なのです。ですが足は第二の心臓ですし、足は体の土台です。生涯のリハビリとして地道に取り組む価値は必ずあると思います。

〝後天的〟変形性股関節症?

外反母趾とセットで発症する変形性股関節症も同様に体重を親指へ掛けてアーチが失わ

れてしまうことが原因です。良い機会ですのでもう少し足裏のアーチが失われることで起こる問題について説明していきましょう。

変形性股関節症は、股関節の形を異常が原因とした股関節痛を伴う病気です。老化によっても起こりますが、ほとんどが先天性股関節脱臼や先天性臼蓋形成不全（きゅうがいけいせいふぜん）といった先天的なものとされてきました。

「変形性股関節症」は元来先天的なものとされてきました。

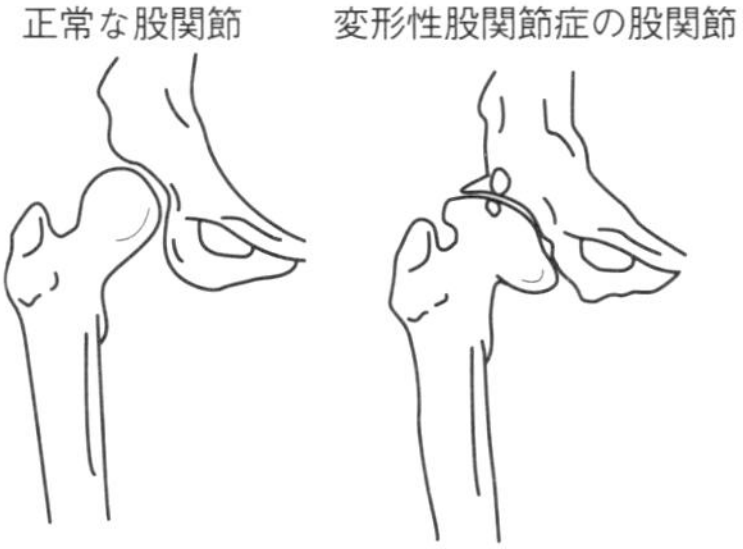

私のところへも、他の病院で変形性股関節症と診断された患者さんが「股関節が固まって動かない」と駆け込んでくることがあります。

しかし、実際にそうした患者さんを仰向けに寝かせ、太もも（大腿骨）を保持した状態で股関節を動かしてみると、言うほど酷くは固まっていないケースもままあります。また、「立った状態で脚をほとんど上げることが出来ない」と訴える方でも、ちょっと姿勢を直して前重心で脚を動かしてもらうと脚が上がることも多いのです。

では本当に、痛くて股関節が固まって、動かないのでしょうか？

もし本当に変形性股関節症で股関節が固まっているのなら、仰向けで安静位にしようが、前重心にしようが股関節は動きません。動かない理由は「後ろ重心」にあります。実際に〝変形性股関節症〟と病院で言われて、私のところへいらっしゃった患者さんの座り姿勢や立ち姿勢、歩く姿勢を診るとほぼ全員が後ろ重心なのです。

結局、母趾・母趾球に体重を掛けて常に股関節をロックした状態にしていることが、〝後天的〟変形性股関節症と診断されている人を増やしているわけです。

そう考えれば、外反母趾も変形性股関節症も、縮んで使うべき筋肉に〝伸ばす〟という動きをインプットすることで起きている「動作入力ミス」と言えるでしょう。

といっても、変形性股関節症と診断された患者さんたちは、医師から手術を勧められますので、「とんでもない重病になってしまった」と精神的に参ってしまうことも多く、痛みに慄（おのの）き、少しでも動くことが恐くなり、動作恐怖症になっている方も少なくありません。

こうなると実際の症状にメンタルの要素も強く関係するため改善が難しく、「動作入力のミス」を治すよりも、まず気持ちを前向きにすることの方が先決となります。

構造が駄目なら大腰筋は使えない

それでは実際に外反母趾や変形性股関節症になると、股関節に何が起きるのでしょうか？

ここでは簡単にその不具合の仕組みを紹介しておきましょう。

本来私達の脚は、腸腰筋（ちょうようきん）やハムストリングなどの体を前に進めるアクセル筋が働くことで動きます。ところが、後ろ重心で大腿四頭筋や大臀筋などのブレーキ筋を利かせ股関節をロックさせた状態では、脚を動かすために大腰筋を縮めて腹部から腰椎を動かすことで骨盤ごと脚を持ち上げようとします。当然骨盤は後傾したり横に傾くことになり、また常に大腰筋を縮めた状態のまま使うことになってしまいます。この結果起きるのが左右の脚の長さが違う脚長差です。よくテレビの健康番組で「左右の脚の長さが違う」とやっているのは、こうした理由からです。

腰の筋肉のうち大腰筋は、腰椎の前面から大腿骨、つまり脚を結ぶ体の中でも一番大き

三つの筋肉で構成されている腸腰筋

腰と大腿骨を繋ぎ脚を動かす“腸腰筋”は、1. 腸骨筋　2. 大腰筋　3. 小腰筋の三つの筋肉を合わせたものを指します。人間の体で最も大きな筋肉で、体の奥にあることから“インナーマッスル（深層筋）”と呼ばれています。

腸腰筋は、近年トレーニング界で注目され、様々な開発方法が紹介されていますが、もともとの構造が歪んでいてはいくらトレーニングをしても効果は無く、十分なパフォーマンスを発揮することは難しいのが現実です。

【腸骨筋】
骨盤を構成する腸骨の上の縁から腸骨内面を覆い、大腿と大腰筋へと繋がっています。

【小腰筋】
第12胸椎・腰椎から始まる筋肉で、大腰筋の前を下り腸恥隆起に繋がっています。

【大腰筋】
小腰筋と同じく第12胸椎・腰椎から始まる筋肉で、腸骨筋と合流して大腿骨へ繋がります。

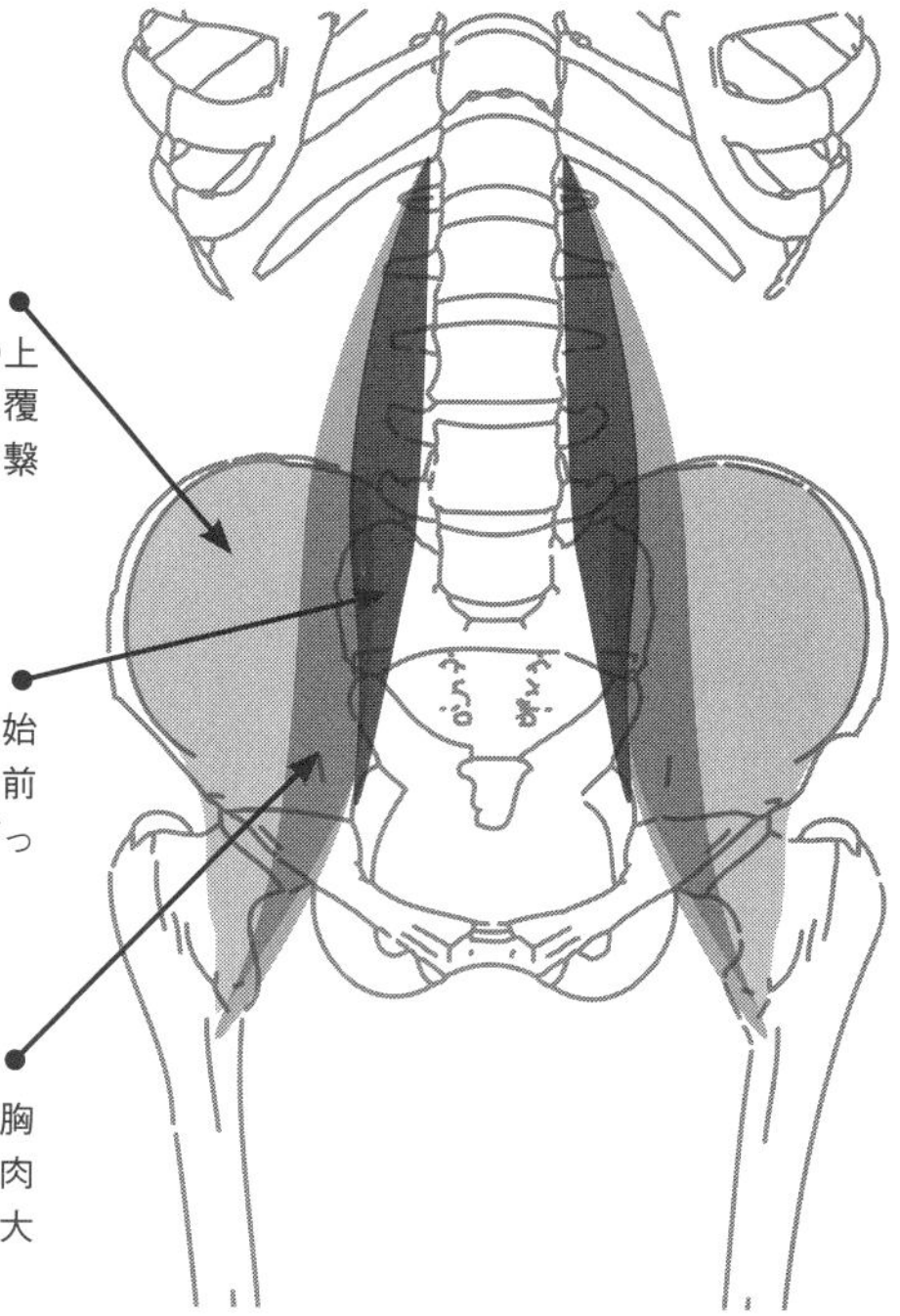

前重心と後ろ重心では使える筋肉の長さが違う

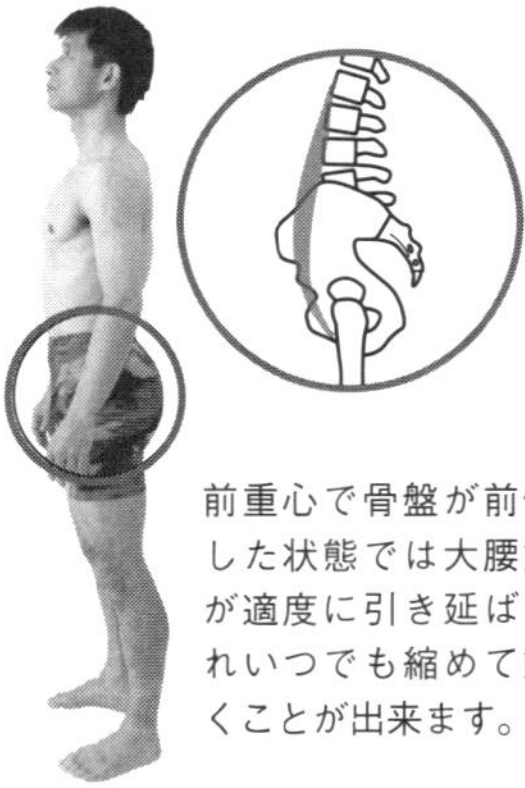

前重心で骨盤が前傾した状態では大腰筋が適度に引き延ばされいつでも縮めて動くことが出来ます。

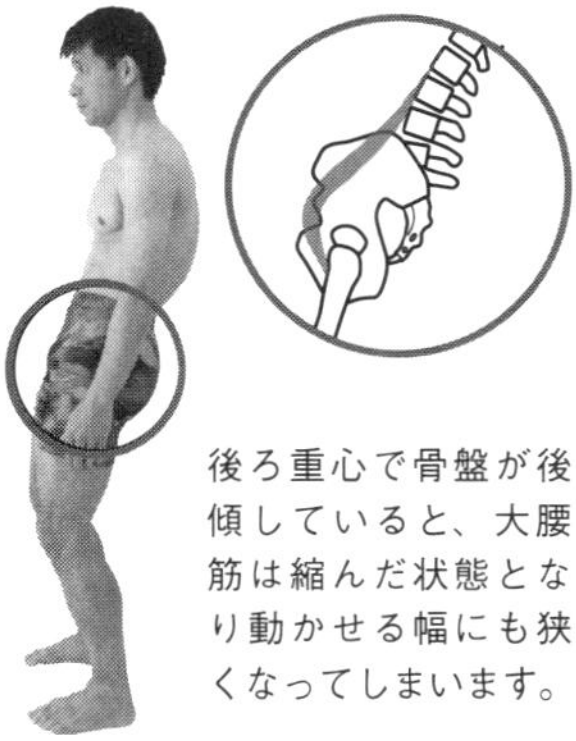

後ろ重心で骨盤が後傾していると、大腰筋は縮んだ状態となり動かせる幅にも狭くなってしまいます。

な筋肉です。大腰筋、腸骨筋、小腰筋をあわせて腸腰筋といいます。

本来大腰筋は、前重心で骨盤が前傾した立位の状態が最も働きやすく、大腿骨つまり脚を動かすのに適した状態なのですが、後ろ重心で骨盤が後傾した状態ではずっと縮んだ状態になってしまいます。

つまり、いつでも大腰筋が中途半端に縮んで働いている状態から動かそうとするため、大腰筋本来の力が発揮出来ない状態になっているのです。この状態が続くと、左右の脚の長さが違ったりするほか、大腰筋や腸骨筋本来の働きを発揮することが出来なくなるのです。

最近ではこうした大腰筋や腸骨筋といった深層筋（インナーマッスル）に注目が集まり、その活性方法が様々な形で紹介されていますが、構造的に短い状態のままトレーニングをしてもあまり意味はありません。また実際に紹介されているエクササイズを見ると、後ろ重心で骨盤を後傾させたまま脚を上げる運動を行っていることも多く、筋肉を短いまま使って良いわけがありません。まず、重心を前に出して骨盤を前傾させた状態でなければ腸腰筋を使う以前の問題です。

よく「スポーツ選手の大腰筋は太い」と言われますが、それは大腰筋を始めとした筋肉が働ける位置・ポジションにあることが前提になっているわけです。「よく使われているから」というのは結果論で、まずよく使える構造・ポジションにあることが大事なのです。

大腰筋などの深層筋を「使おう」と注目するのは良いのですが、前提にある構造を理解しないまま行っても効果は薄く意味はありません。

そもそもトレーニングは体を効率よく動く構造にするはずなのですが、筋トレのイメージが強いこともあり、いつの間にか特定の部位を鍛えるようなイメージになってしまっていることも原因でしょう。

ただ筋トレの代表であるスクワットがキング・オブ・トレーニングと呼ばれるのは、それがキツイ運動だからではありません。スクワットを通して体のなかで最大の関節・股関節が無理なく動く構造を養うためです。ですからスクワット・トレーニングを指して「ポジションを見つけた者が勝つ」と言うわけです。

◎第3章

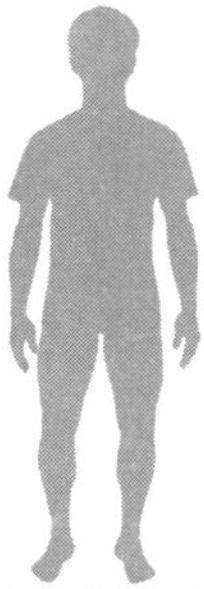

立ち方が分かれば動きが変わる！

完全静止の立ち方と、いつでも動き出せる立ち方。
本当に良い立ち方とはなんでしょう？

完全静止とすぐに動ける静止。二つの立ち方

ここまで、私達の生活環境が後ろ重心の姿勢を作り、それが体に与える悪影響と趾を目覚めさせることが前重心の体を取り戻す入口であることを書いてきました。

これとは別にもう一つ別に私達の体を動かなくしている要素があります。

それが〝立ち方〟の問題です。

それでは一般に言う〝姿勢の良い立ち方〟とはどんな姿でしょう？

恐らく多くの人が小学校や中学校の朝礼でやっていた〝気をつけ〟の姿勢を思い浮かべるのではないでしょうか。確かにも背筋をピンと伸ばし前を向いた姿勢はいかにも良い姿勢に見えます。実際に学校行事や軍隊など集団で行動する時には見栄えも良いですし、確かに良い姿勢と言えるでしょう。重心位置にしても、これまで書いてきた〝前重心〟の姿勢に見え理想的にすら思えます。

では、そうした姿勢からいざ「動け！」と言われたらどうでしょう？　実際にやってみると意外に動きづらい姿勢であることに気がつくはずです。そのまま無理に動こうとすれ

ばぎこちなく、スムーズに動くためには一度固めた体の力を抜いてから動かなければなりません。つまり動くことを前提にしない〝完全静止の立ち方〟なのです。

私が考える〝良い立ち方〟は、これとは違います。

二本の足で大地に立つこと自体は同じですが、体を固めることはなく股関節がすぐに力を発揮出来〝いつでも動き出せる立ち方〟こそが私の理想とする立ち方です。

こうした立ち方は別に私だけではなく、多くの人にとって理想的な立ち方でしょう。スポーツなどの体を動かすことはもちろん、咄嗟（とっさ）の出来事にすぐに反応して動けることは生き物として大事な反応です。

つまり、立ち方には、

①完全に静止する立ち方

と

②いつでも動き出し可能な立ち方

の二つの立ち方があるわけです。

①の「完全に静止する立ち方」は、一定時間、立ったままの姿勢を保つことを目的にしたもので、出来る限り動かない完全静止のために筋力バランスで体を支えることになります。

この立ち方の特徴は、前重心なのですが足の母趾・母趾球に体重を掛けて大腿四頭筋などのブレーキ筋を働かせた〝ブレーキ接地〟になっていることです。メリットは全身の力感が分かりやすく全員が同じように揃えやすいことです。この辺りが統制とコントロールを重んじる軍隊などで好まれる理由でしょう。

デメリットは、筋力で姿勢を固めるので疲れやすいことです。学生時代の朝礼などの経験を思い出せば分かるでしょうが、歩くよりただ立っているだけの方が辛いのは、筋肉を持続的に固めて立っていることが原因です。またそのまま続けて疲れてくると、今度は骨盤を後傾させて後ろ重心になり踵で体重を支えることになります。

こうした〝完全静止〟の立ち方が学校行事などを通じ、〝良い立ち方〟だと意識に刷り込まれていることが、今日の母趾球神話の原因になっているように思えます。

完全静止の立ち方は一見すると前重心で、後ろ重心に比べれば良いように見えるかもし

二つの立ち方の違い

「いつでも動き出せる」立ち方

全体にゆったりとした立ち方で、重心の移動とともに自然に脚が出ます。

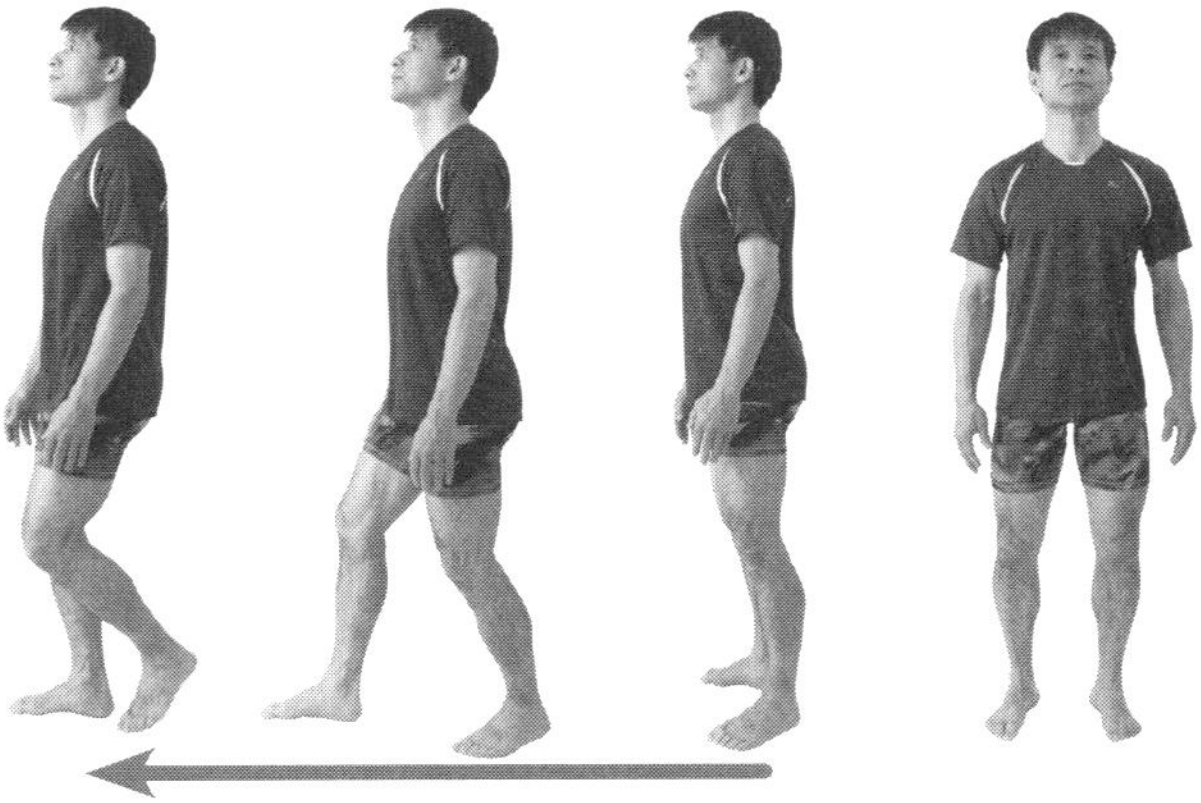

「完全静止」の立ち方

体を固めたしっかりした立ち方で行事や団体行動では好まれる立ち方ですが、動き出しはぎこちなくなります。

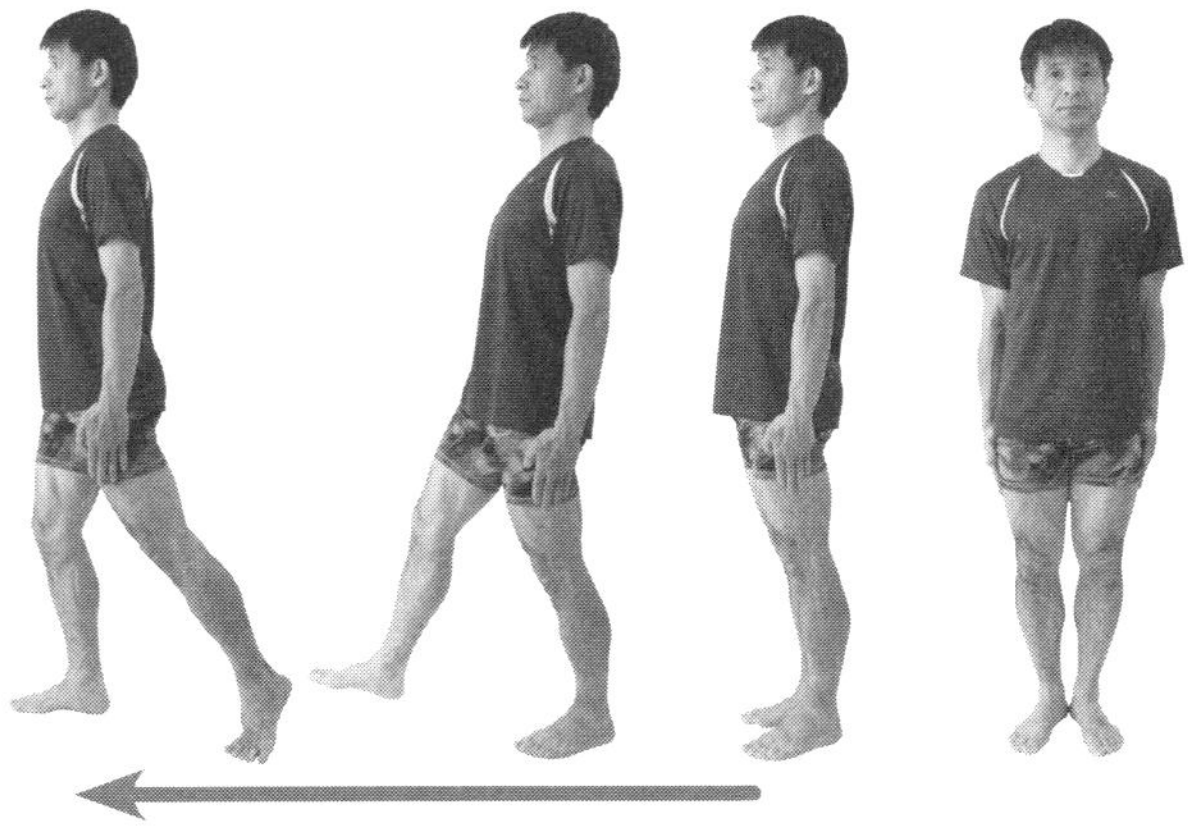

れませんが、ブレーキ筋を働かせたハンドブレーキを引いた状態であることに変わりありません。

一方の②「いつでも動き出し可能な立ち方」は、動き出しがスムーズで、思うと同時にスッと体が動くような状態です。武術でいうところの〝居着かない〟立ち方と言えるでしょう。特徴は足のアーチ構造を保った〝フラット接地〟の立ち方で、メリットは骨格バランスで立っているため、筋力ではなく僅かな重心移動を切っ掛けにいつでも動き出し可能なことです。デメリットは習得が困難ということでしょう。

この本で私が言う〝立ち方〟は、こちらの〝いつでも動き出せる立ち方〟のことです。この二つの立ち方が混同されていることが多く、いくら趾を目覚めさせても、この二つの立ち方の違いを理解していないと元も子もありませんので、実際のエクササイズに入る前に〝立つ〟ということを中心に、ここではしっかりそのことを書いておきたいと思います。

普段足がどう動いているか意識することはありませんが、足は様々な動きをすることで私達の体を運んでくれているのです。

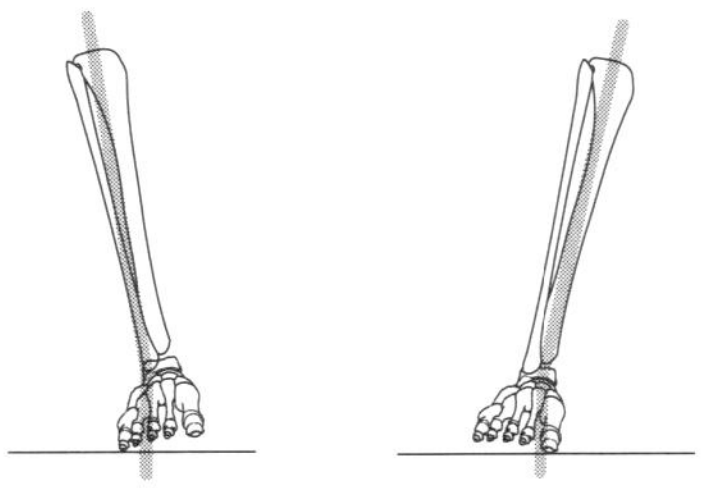

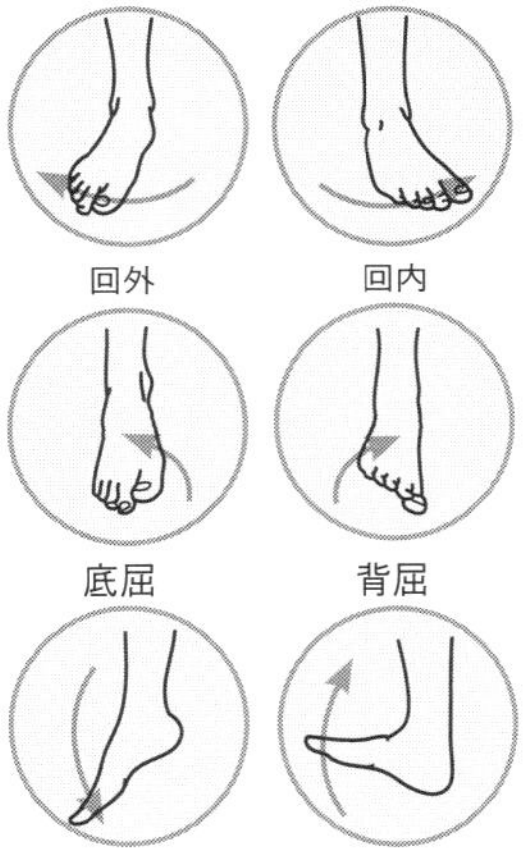

実は複雑な〝接地〟

私達は特に考えることなく足裏を接地させて立ったり歩いたりしていますが、実はこの〝接地〟をスムーズに行うために、私達の足は様々な要素を一瞬で処理しています。

足関節の動きはここまで書いてきた、背屈（屈曲）、底屈（伸展）の他に、外転、内転さらにこうした動きが複合した外がえし、内がえしと様々な運動が可能です。自由度の高いこうした動きが地面に着地する際に受ける衝撃を、足首が内側に倒れ込んだり（プロネーション（pronation）・回内）、外側に倒れ込んだり（サピネーション（supination）・回外）することで軽減しているわけです。

アーチ構造を保ったフラット接地をしている状態では、この二つの回内・回外が適度に働くことで足への負担を軽くしています。逆に完全静止の母趾・母趾球に体重を掛けたブレーキ接地の場合は常に足の内側に体重が掛かるため、回内が起きた状態になり足に重い負担を掛けるわけです。

ここで私が言いたいのは、〝完全静止の立ち方は悪い〟ということではありません。日常生活の中では、否応なしに完全静止で立たなければいけないことは多々あり、良い悪いで単純に切り捨てることは出来ないからです。

ただしそれぞれの立ち方の意味を理解して分けて考えていないと、実際に体を動かす時に支障を来す恐れがあるので注意が必要です。

実際に試してみると、完全静止の立ち方でお尻のえくぼ（股関節）を触ると、お尻の筋肉（梨状筋（りじょうきん）など外旋六筋（がいせんろっきん））が、ゆるく感じられる働いていない状態だったり、ブレーキ筋の大臀筋が働いて、お尻や太ももが緊張して脚が固まっていることが確認出来ると思います。

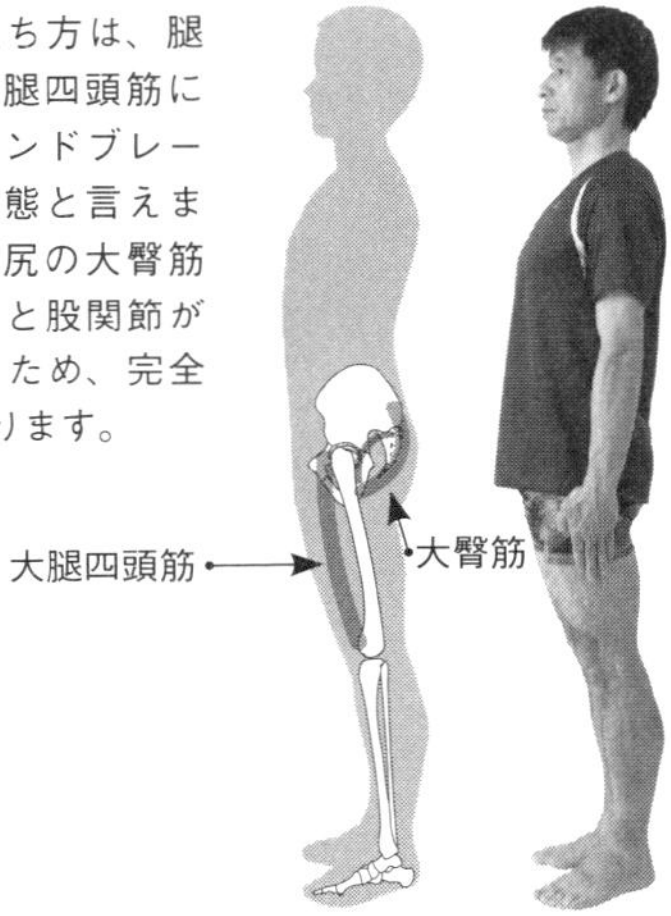

完全静止の立ち方は、腿の前にある大腿四頭筋に力が入ったハンドブレーキを引いた状態と言えます。さらにお尻の大臀筋に力を入れると股関節がロックされるため、完全停止状態になります。

注意しなければならないのは、こうした完全静止の立ち方をしている時に、お尻が緩んでいるのは筋肉が弱いのだと勘違いして、お尻に力を入れてしまうことです。

お尻の筋肉は大腿四頭筋と同様にブレーキ筋ですので、ここに力を入れると完全静止ならぬ**完全停止状態**の体をカチカチに固めてしまうことになってしまいます。

また母趾・母趾球に体重を掛けたブレーキ接地を長時間維持するにはかなりの筋力が必要です。長時間立って疲れてくると負担を軽くするために、自然に踵で体重を支える、後ろ重心になり、これもまた完全停止状態になってしまいます。

ランナーの持病「足底筋膜炎」の原因も母趾球加重にあり

こうした静止するための立ち方は、足元を固定させることで安定するので安心感を得やすいのが特徴です。ただ、この状態のまま歩いたり走ったりするのは、何度も書いてきたようにサイドブレーキ引いたままアクセルを吹かすのと同じです。そのまま動き続ければ車と同様にボディ（体）に過負荷を掛け続けることになり、股関節のロックを強くするだけでなく、足のアーチ構造を壊すことになります。その結果、アーチ構造というショックアブソーバーを失った脚は、歩いたり、走ったりする度に接地で起きる衝撃をダイレクトに受け続け、踏み出す一歩一歩が体へダメージを与えることになってしまいます。

足底筋膜炎（そくていきんまくえん）はその分かりやすい例と言えます。

ランニングをされている方はご存じでしょうが、足底筋膜炎は、趾の付け根から踵までの足裏に膜のように張っている腱組織・足底筋膜が炎症を起こすものです。多くの場合、踵の骨の前あたりに痛みが起こり、過度の回内（オーバー・プロネーション）が原因だと言われていますが、突き詰めれば母趾球加重でブレーキを掛けたまま走るこに問題があり

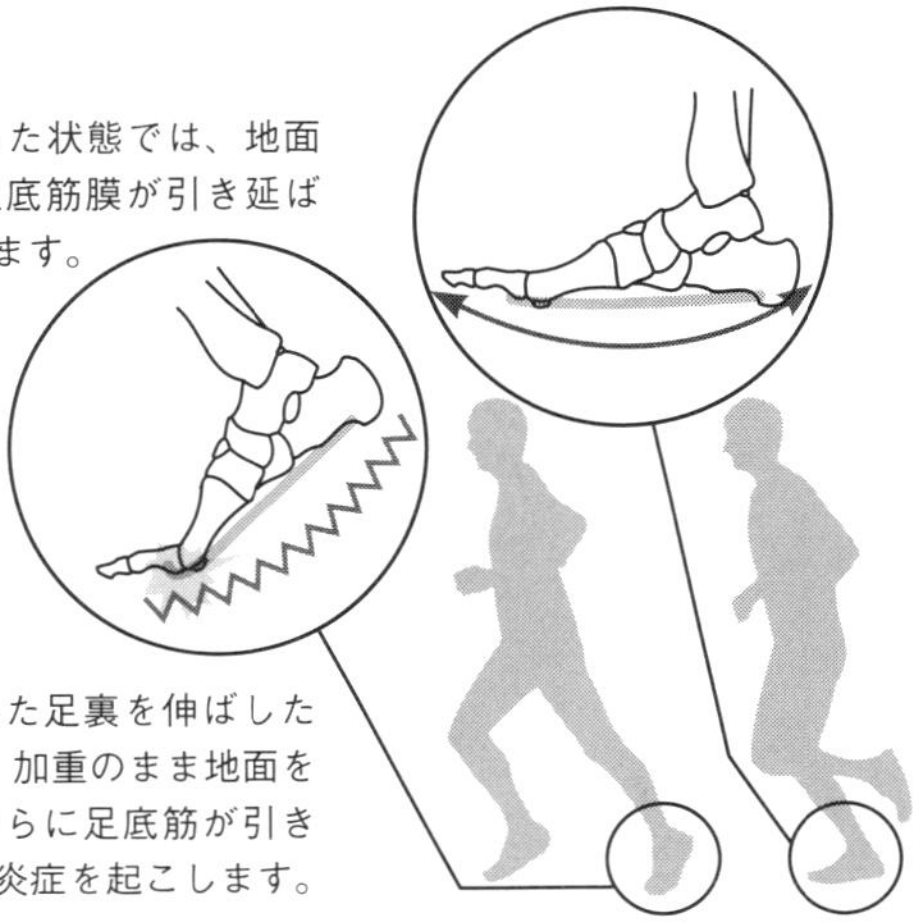

アーチ構造を失った状態では、地面に足を着く度に足底筋膜が引き延ばされることになります。

アーチ構造を失った足裏を伸ばした状態で、“母趾球”加重のまま地面を蹴って動くと、さらに足底筋が引き延ばされ、やがて炎症を起こします。

ます。

また、バスケットボールなどでは、膝を内側に入れることは禁忌だとされています。これは内側側副靭帯や内側半月板などの膝の怪我を予防するためのもので、それ自体は正しいものです。ただ、その予防としてストレッチングやテーピングで固定したり、高性能シューズを履いたりしていますが、実際には怪我に泣く選手は後を絶ちません。理由は指導の基本が〝母趾球で動く〟ことにあります。形の上でいくら膝を内側に入れることを防いでも、母趾球への加重はブレーキですので、ストップ&ゴーを繰り返す度に脛骨が内側に傾くため、結局、膝を内側に入れることと同じだからです。

やや長くなりましたが、まずこの二つの立ち方があることを皆さんに知って頂き、その上で本書でのトレーニングは、〝いつでも動き出し可能な立ち方〟から〝ゆっくり走る動作〟までを説明していきたいと思います。

重心線の通った立ち方から動こう！

それでは改めて「真っ直ぐ立つ」とはどんな立ち方でしょう。

私が考える、〝まっすぐ立つ〟は〝骨が立っている〟ことと〝重心線〟がとれ、いつでも動き出せる状態であることが重要だと考えています。

ここでいう〝重心線〟は、自分の体の中にある〝重心〟と、地球の中心へ向かう重力が連なった線＝ラインです。この重心線が歩き始めに頭のてっぺんから腹を通って足の間にあれば、余分な力を使うことなく歩くことも、曲がることも、ターンすることも出来ます。なぜなら少しでも骨の位置が変わればそれだけで脚が自然に出るポジションだからです。

この〝骨の位置が変わる〟というのが重要で、本来筋肉の力は骨の位置を変えるための補助として働くもので、筋肉の動きで骨を動かすのではありません。本書の冒頭に書いたとおり、重心線が通った適切な骨の構造で立てば、自分の重心の動きに合わせて筋肉が自然に働き、関節が自然に重心を運び体が移動するわけです。これが私の考える理想的な動きの原理であり、歩き始めの子供の歩き方そのものなわけです。

そうした意味から、私が考えている適切な体の構造は、ここまで書いてきたように〝子供のまま大人になる〟ことです。

地球の重力と自分の重心が連なったラインが重心線です。

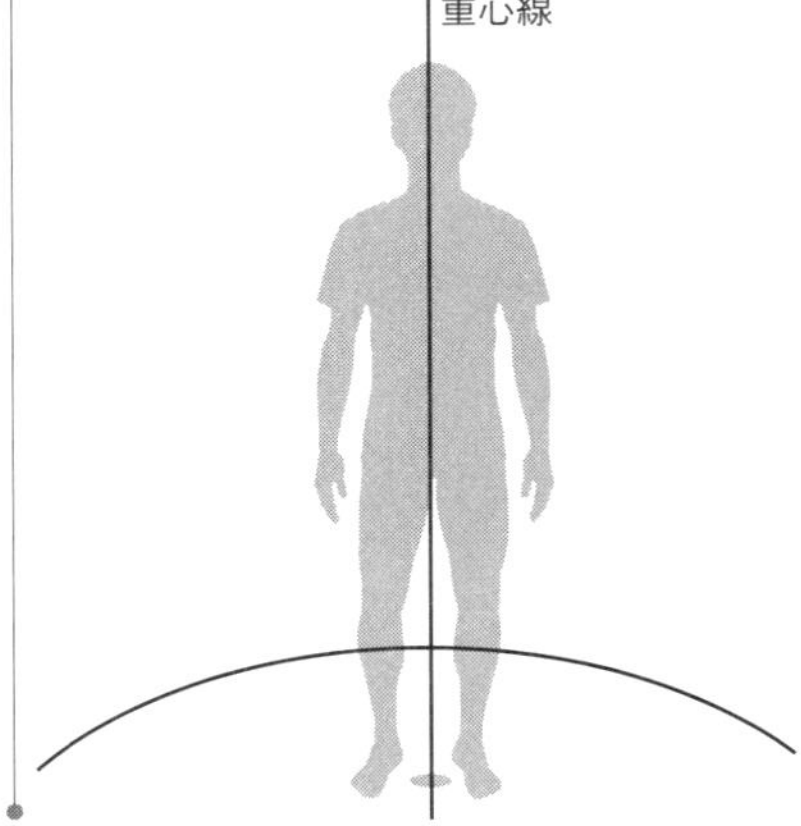

「どれが正しい」ということではなく、だいたい歩き始めの重心位置のまま大人になれれば、その人にとって適切な位置と言えます。その重心の位置が成長するうちに、生活環境やそこから生まれる体の癖などの色々なことから変化し骨格位置を変えていくわけです。そうした意味では理想の重心位置・骨格位置は赤ちゃんが立ち始めたくらいと言えるでしょう。

前重心の重心線の通った立ち方から重心の移動による動き方

自分の重心と重心線が連なった状態から骨盤を前傾させた前重心で動くと、重心位置が前に動くとともに自然に足が出ます。

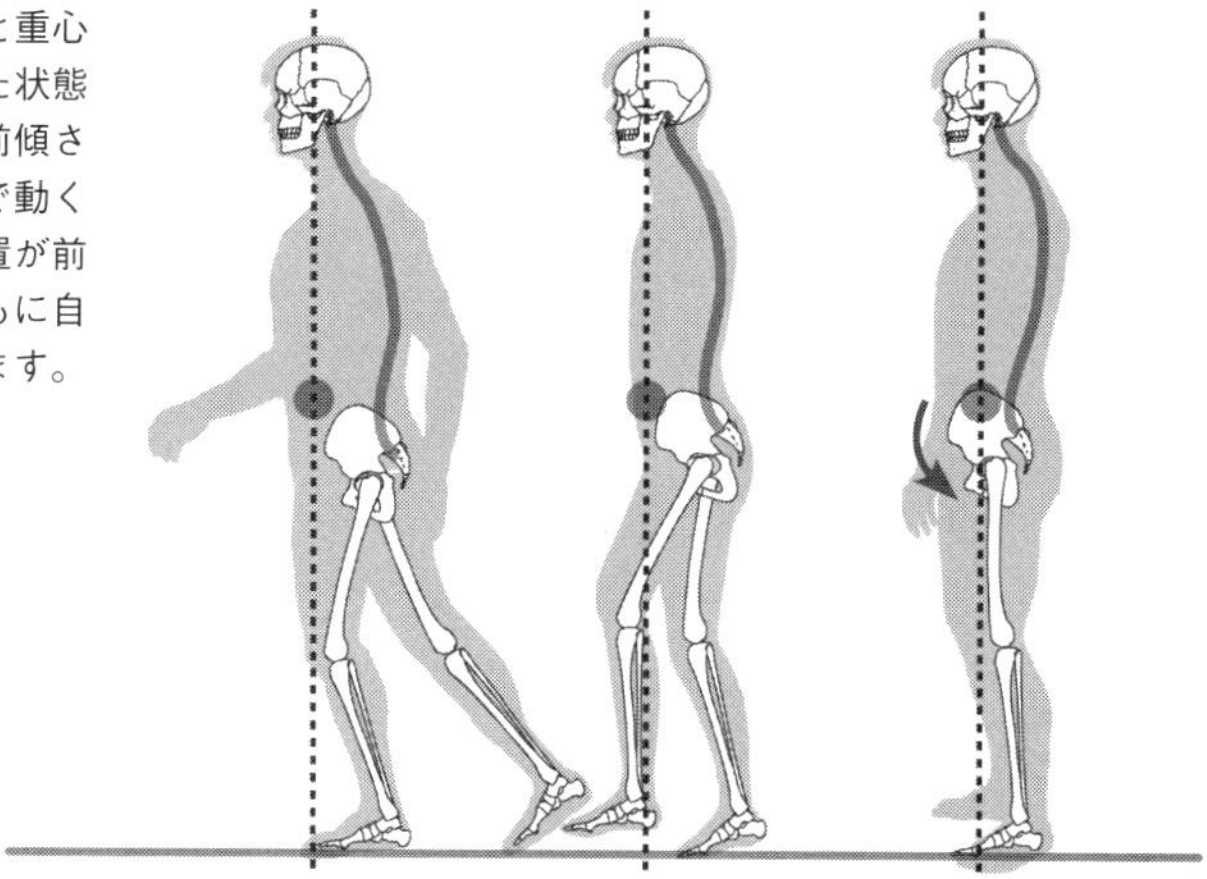

後重心の立ち方から重心が移動しない動き方

骨盤が後傾した後ろ重心のまま動こうとすると、自分の重心が後ろから動かず足が先に出て、母趾球で地面を蹴ることで重心を動かすことになります。

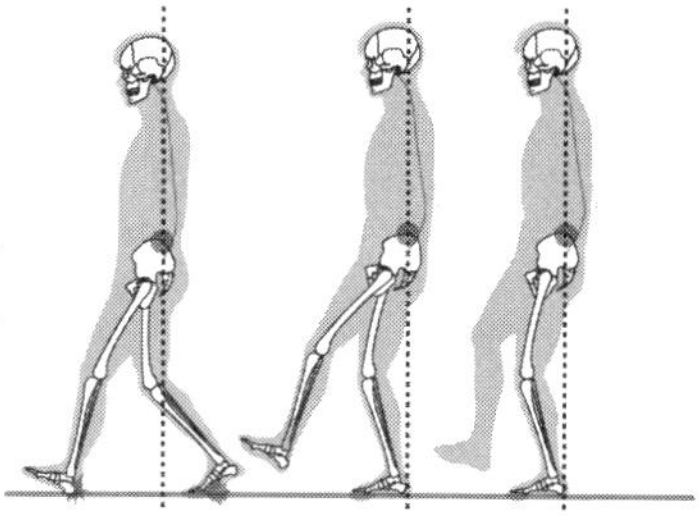

母趾球加重の立ち方から重心が移動しない動き方

一見スムーズに見えますが、母趾球加重が親指をブレーキとして働かせているため動き出しが遅く、蹴り出し、踵着地と力の入った動きになります。

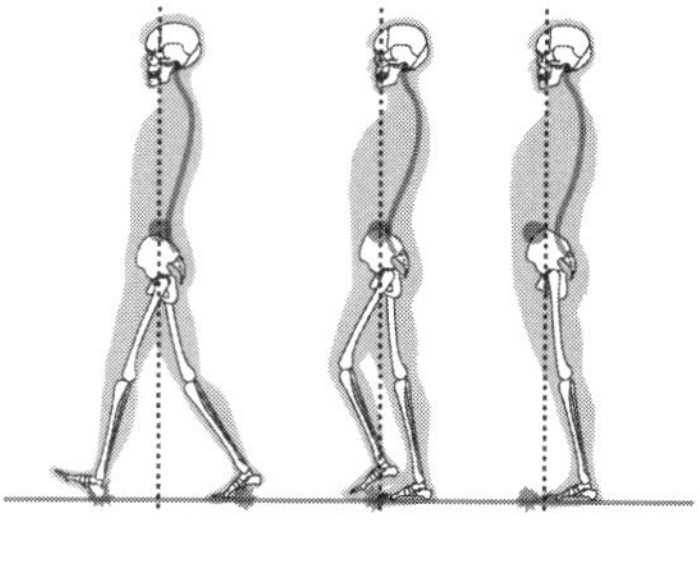

〝重心〟と〝重心線〟を理解しよう

重心について言えば、私自身は基本的にお腹の辺りにあるのが良いと思っています。ただいわゆる〝丹田〟と呼ばれるもののように、お腹の内側ではなく、お腹の表面・外に近いところにある感じです。多くの人はお腹を薄く感じていますが、もう少し大きめに、内臓のスペースを確保した厚めのものをイメージした方が良いでしょう。点のようなもので考えたりしないで、〝お腹付近〟という少し幅のあるゆったりとした感覚が重要です。逆にお腹の内側にあるとイメージすると、重心位置が後ろになるため、骨盤が後傾し後ろ重心となる原因になります。

それではこの重心と地球の重力が連なる重心線がどこに落ちるのが理想なのでしょう？

実は私自身そこまでは達しておらず、また人によって様々なことと常に動き続けるもののため、唯一無二の正解があるとも言えません。そのため〝ここだ！〟とは言えないのですが、大きなイメージとしては両足の間、親指の付け根のMP関節、ツボで言えば両足の〝湧泉〟を結んだ真ん中辺りに感じています。そう考えるとやはりツボというのは良く出来

理想の重心線の落ち所は？

重心自体が常に動いていることや、体型などそれぞれに違いがあるため、「ここが絶対の正解！」とは言えませんが、大体の目安としては両足の湧泉を結んだ真ん中辺りと言えるでしょう。

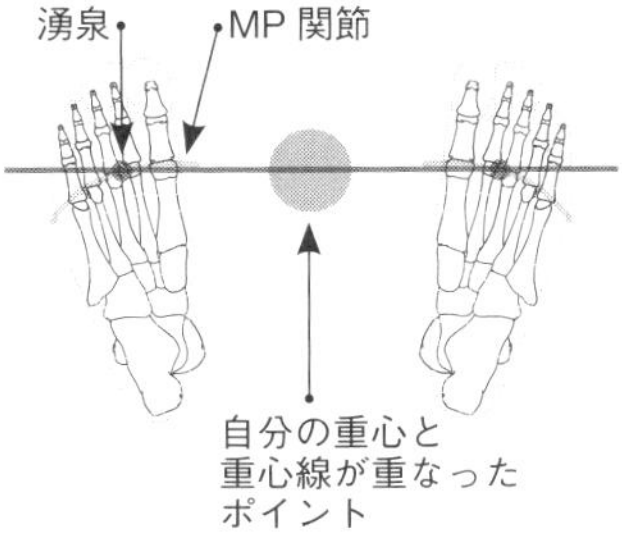

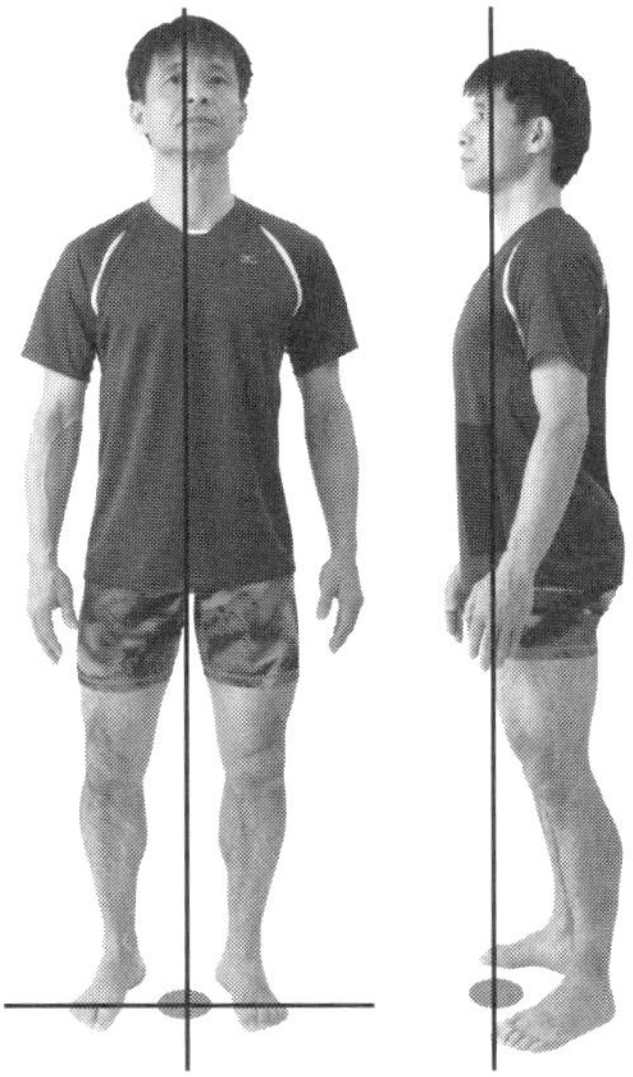

ているわけで、逆に言えば昔の人も体の歪みを感じていたからこそ、そうした体の指標になる概念や技術が生まれたのかもしれません。

実際に湧泉のツボを押すと足の裏が屈曲、つまり縮まり足裏のアーチを作る方向に動きますので、ここを押して足裏を屈曲させるのは良いでしょう。逆に土踏まずなどを押すマッサージが数多く存在しますが、これは土踏まずの筋肉を押しているわけでストレッチにはなりますがそれ以上の意味はあまりありません。湧泉の場合、そこがＭＰ関節（中足趾節間関節）と呼ばれる足裏の関節であることが重要なのです。ですから青竹踏みなども土踏まずではなく、この湧泉でちょうど鳥が枝に止まるように乗ることが本来の使い方では？　と私は考えています。

実際に私の講習会に来る人を見ると、ほとんどの場合足裏を伸ばして使っているのですが、本当に必要なのは逆、つまり縮めてアーチを作って使うことです。そしてこうした悩みは現代人だけではなく、恐らく昔の人たちも抱えていたことが、青竹踏みやツボなどが生まれた理由だと私は考えています。第二章にも書いたとおり現代とはレベルが違いますが、靴や下駄、足袋(たび)などが登場して便利になり生活習慣が変わるということは、そうした本来人間が自然に持っていた構造を変えてしまったはずで、簡単に「昔の人の方が姿勢が良い」と決めつけることは出来ないと思います。

逆に姿勢というのは多少骨格の位置を崩していても、後ろ重心でも筋肉の力でバランスを取ることは出来ます。またこの筋肉の力で作っている〝良い姿勢〟と骨が立ち、重心線が取れている〝良い姿勢〟を比べても見分けがつかない人も多いでしょう。

私の考える良い姿勢

この〝良い姿勢〟というのもなかなかくせ者です。

一般で言う〝良い姿勢〟は、座るにしろ立つにしろ、どちらかと言うと完全に静止した状態をキープすることを前提にしていることが多いからです。確かに私達が日々を暮らす中で、学校や会社、それこそ飛行機の機内のような限定された空間に長時間過ごさなければならない状況がありますので、そうした中で求められる〝良い姿勢〟であれば、椅子の背もたれやクッションを前提に骨盤を後傾させて椅子に体を預けるような姿勢もあるでしょう。ただエコノミー症候群に代表されるように、体にとって固った状態で長くいることは不自然で決して望ましい状況ではありません。そのため実際には、座った状態であっても体はじっと静止しているのではなく、細かくポジションを変えています。座り心地の良い高価な椅子は、座る人の姿勢を整えつつ体重を分散して受け持つことで、座っている姿勢の中で起きる変化にきめ細かく対応することで座り疲れをさせない、感じさせないようになっているのです。

とは言えみんながそうした椅子を使っているわけでもなく、どんなに高価な椅子やクッションであっても、体の中に生じる歪みを完全に吸収してくれることはないので、いずれ不具合として表れることもあるでしょう。結局椅子やクッションに、〝どさっ〟と自分の体重を任せてしまうのは、一見楽そうに見えても基本的には寝たきりの状態と同じだと言えます。

私がこの本で書いている〝良い姿勢〟は、こうした完全に静止し続けることを前提にした〝良い姿勢〟ではなく、いつでも動き出せることが可能な状態を理想としています。それは第一章の冒頭に書いたとおり、〝人は移動することで生き抜いてきたから〟です。

思った瞬間、心が動いた瞬間に体が動く。そうしたことが可能な姿勢こそが〝良い姿勢〟であり、その入り口がこの本のテーマである〝趾〟なのです。

また、趾のアーチは別に歩いたり走ったりといった運動にだけ関係があるわけではありません。物を持ち

私達の普段の生活は、長時間椅子などに坐るなど“完全静止”することが多いのは確かですが、それは本来不自然なことなのも事実です。

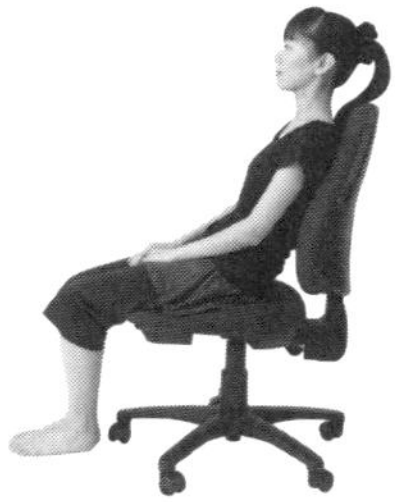

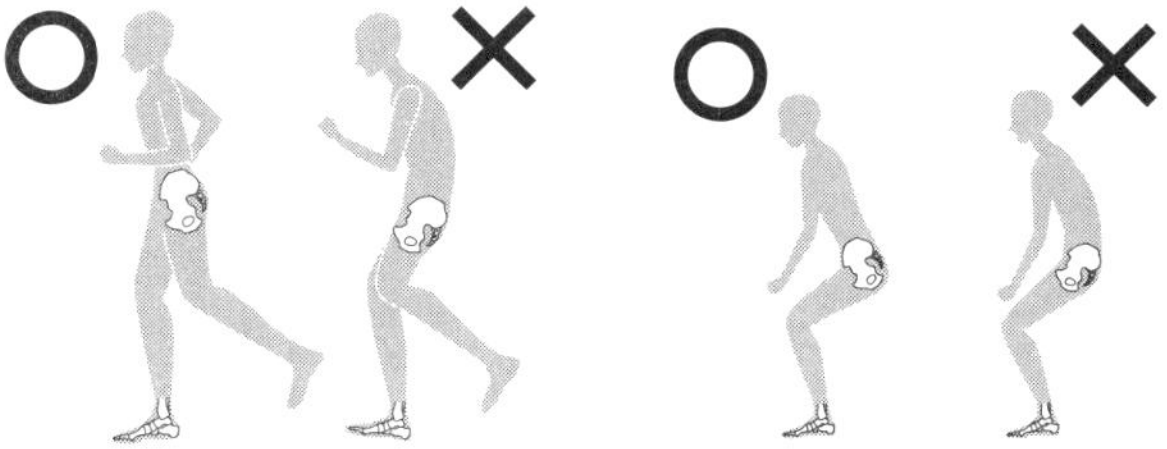

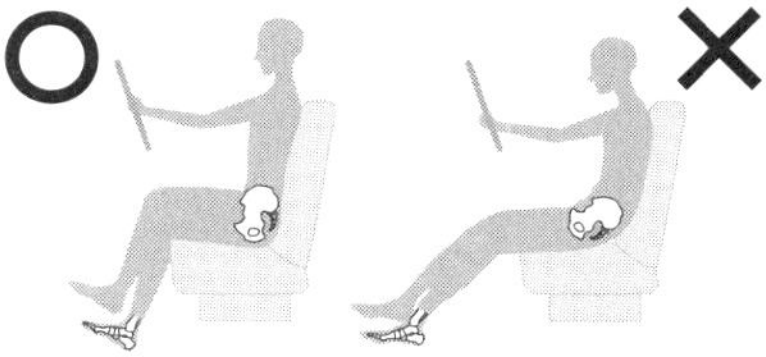

完全静止のポジションに慣れてしまい、そのまま動こうとすることが、私達の体に様々な不具合を起こしているのです。

上げたりといった上半身の運動はもちろん、普段の姿勢にも関係があります。簡単に言えば趾が効かず骨盤が後傾した後ろ重心のまま動こうとしてはどこかに不具合が出るということです。車を運転する姿勢にしても、趾が効かず骨盤が後傾した状態では腰を痛めやすく、肩が上がるため腕の可動範囲も狭くなります。逆に趾がしっかり効いていれば、骨盤は前傾した状態で腕や頭の可動範囲も広く運転に余裕が出てきます。

逆に趾が効いていなければ骨格が構造的に股関節を内側に締めて歪んでしまうため、関節位置がずれ、可動域は狭くなり常に筋肉の一部が使われた緊張した疲れやすい姿勢になってしまいます。そう考えれば趾が体全体に関わっていることがよく分かります。

趾の発見

私自身が体の入り口である〝趾〟の重要性に気がついたのは、〝牧神(ぼくしん)の蹄(ひづめ)〟という私が開発したトレーニング器具を作ってからです。（具体的な使い方は１３７頁に紹介してあります）よく「（牧神の蹄は）趾の鍛錬用に作ったんじゃないんですか？」と聞かれるのですが、実は順序は逆で、牧神の蹄は私が個人的に試してみたくて作ったもので作った当初はあまり深く考えていませんでした。

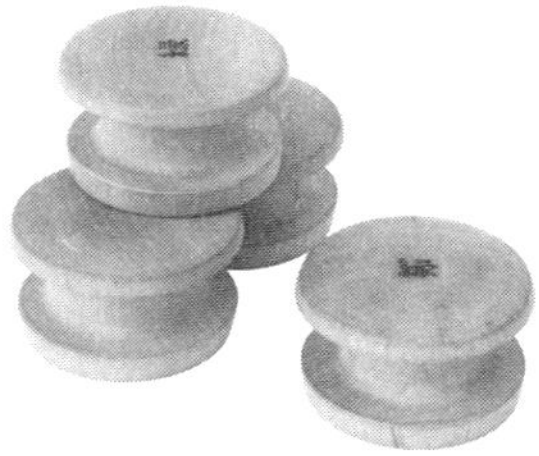

筆者の開発したオリジナルのトレーニング器具“牧神の蹄”。木製で趾で掴めるような形になっています。

そもそもの切っ掛けは股割り（骨盤を起こす動作）を始めた時に、拡げた脚の足先が内側に入らないようにしたのが最初です。股割りの際に足首が内側に回ってしまうとしっかり股関節が動かず、そこで色々工夫しているうちに趾を握り込むと股関節にクッという繋がりを感じることに気がつきました。そこで趾を握り込んで股割りを行うと、背骨（腰・腰椎）ではなくしっかり股関節が回転して動くことが分かり、趾の重要さに注目するようになったわけです。

そのうちに下駄を使って趾のトレーニングを試してみると、ほとんどの人が下駄の鼻緒を上手く使えていないことに気がつきました。上手く使えない人の多くは、趾を伸ばして鼻緒に突っこんで履いているのです。これでは趾のトレーニングになりませんし、むしろ足裏を伸ばして使う癖がついてしまうので逆効果になってしまいます。そこで、〝鼻緒の無い下駄を作ってはどうだろう？〟ということで作ったのが〝牧神の蹄〟だったのです。

実際に自分で牧神の蹄を試してみると、親指から握り込むのではなく、小指を引っかけるように摘むと趾がしっかり使え、また股関節もしっかり連動させることが出来ることが分かりました。ところが稽古に来た人に試してもらうと、ほとんどの人が牧神の蹄を親指から力任せに掴もうとして出来ませんでした。

実は私も最初は親指で握り込む方法だったのですが、それでは趾と股関節の連動性を感じられず、試しているうちに脚を股関節から外旋（股関節の位置は動かさず体の外側に開くこと）させて、足首を背屈させて小指側から牧神の蹄を掴むと、さらにしっかり趾と股関節の連動性を感じられることに気がついたわけです。実際に試して頂くと分かりますが、親指から掴むと脚の前側には力感があるのですが、股関節には作用せず、小指側から背屈させて引っかけるように摘むと脚への力感は少なく股関節が動き趾からの繋がりが感じられるのです。

これが趾を強く意識する切っ掛けです。

それ以来私の治療院に通院されている変形性股関節症や外反母趾で悩んでいる患者さんに趾で牧神の蹄を摘むエクササイズを試してもらったところ症状が改善し、もちろんこれだけが理由ではありませんが、それまでかなりの痛みを感じて手術が必要と言われていた人が、手術をしないで済むなどの効果がありました。

こうしたこともあり、〝趾〟の重要性に気がついたわけです。

私自身、趾の重要性に気がついてから、それまで気がつかなかった股関節の働きや体の構造についても意識が

小指側で掴むのが正しい使い方。これがなかなか出来ないのです。

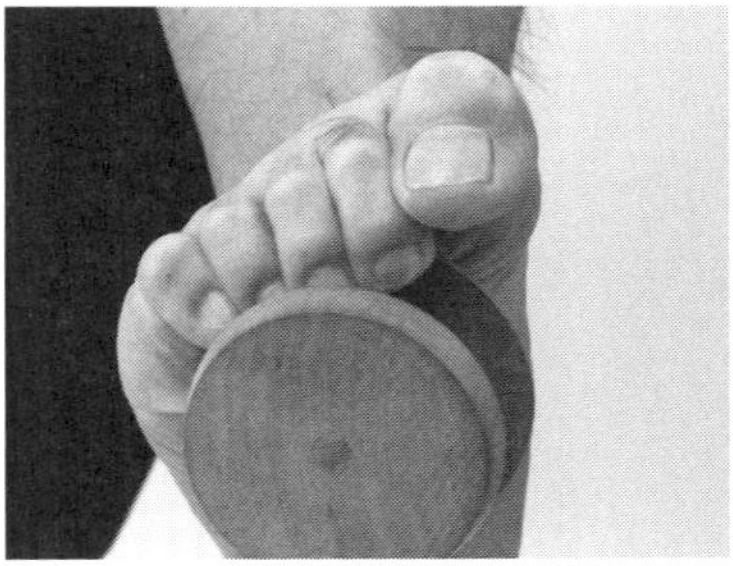

改まり、新たな発見が続いています。股関節はもちろん、膝、趾の関節にもまだまだ気がついていない機能や動きがあり、まだまだ分かっていないこと、気づいていないことを発見する楽しい日々が今も続いています。

◎第4章

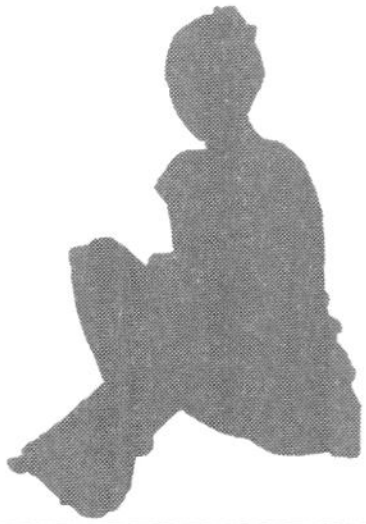

趾（あしゆび）エクササイズを始めよう！

いよいよ眠った趾を目覚めさせます。
ゆっくり、丁寧に起こしていきましょう。

趾にそれぞれ機能がある！

さあ、この章からはいよいよ趾を利かせ、体の構造の入り口、足裏のアーチを回復させるための説明に入ります。とは言え、一言で趾と言ってもそこには五本の指があります。手の五本の指にそれぞれ別の名前と機能があるように、趾にも小指から親指にかけて指によって機能があります※。

構造的に考えると、立方骨を経て踵の骨に繋がっているのが、四番、五番目の中足骨、薬指と小指です。骨の構造としては踵は、〝足〟に〝重〟というその漢字の通り、重さを支えるのに適しています。機能的に言えば小指と薬指は、この踵に掛かっている重さを前方向に伝えるアクセルと言えるでしょう。

ここでよく誤解されているのが親指です。

その大きさと器用さから趾の中でも一番力があるようなイメージがあるためか、この親指で体を支えたり地面を蹴って前進するイメージを持っている人が多いようです。ところが実際は逆で、親指は〝ブレーキ〟的な役割を担っています。

※この本では便宜上、趾も手の指と同様に第一指を親指、第二指を人差し指、第三指を中指、第四指を薬指、第五指を小指と表記しています。

小指はアクセル、親指はブレーキ

五本の趾にはそれぞれ機能があります。意外なようですが一番大きく器用に動く親指はブレーキの役割をしていて、目立たない小指と薬指がアクセルの働きをしています。歩いたり走ったりする際にこうした役割を意識するだけで次の一歩が変わってくるはずです。

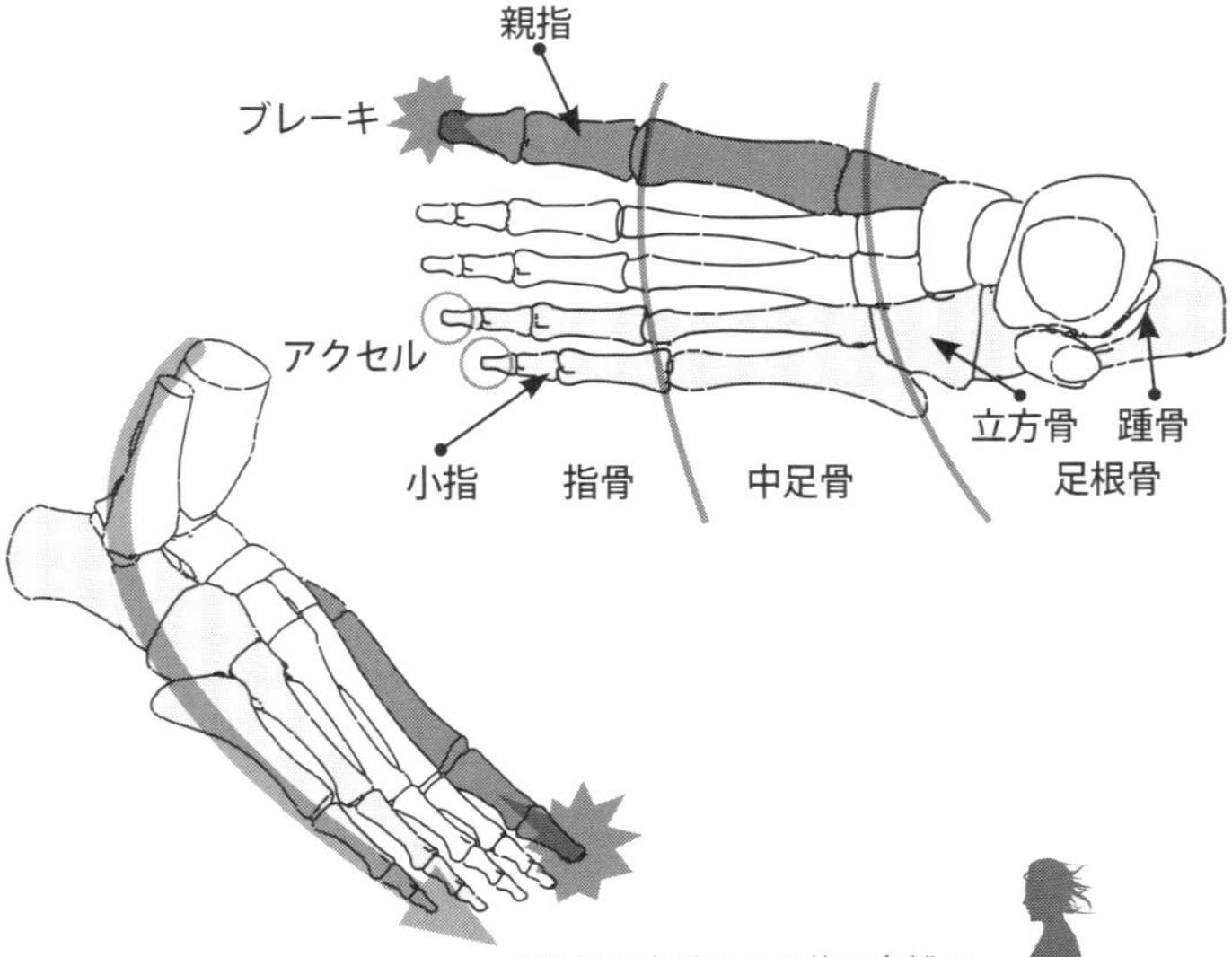

小指側を意識すると体は自然に進みます。

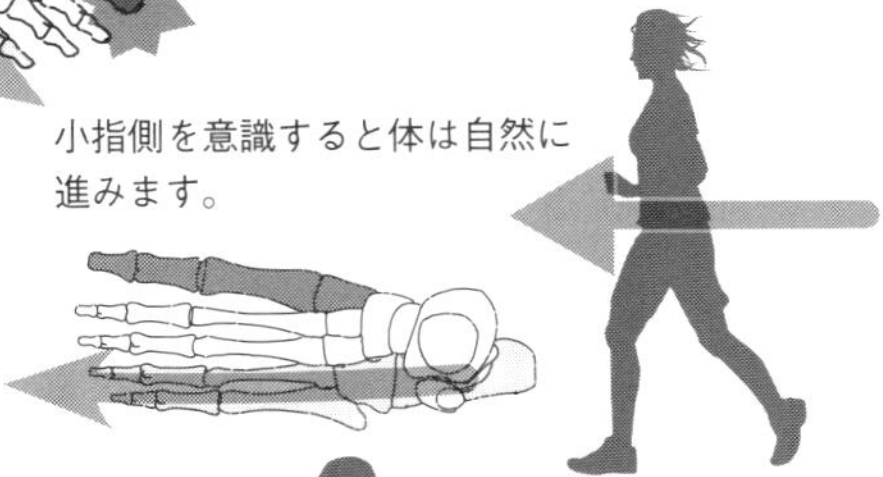

親指側を意識すると足が固まるため、動くためには地面を蹴らなければなりません。

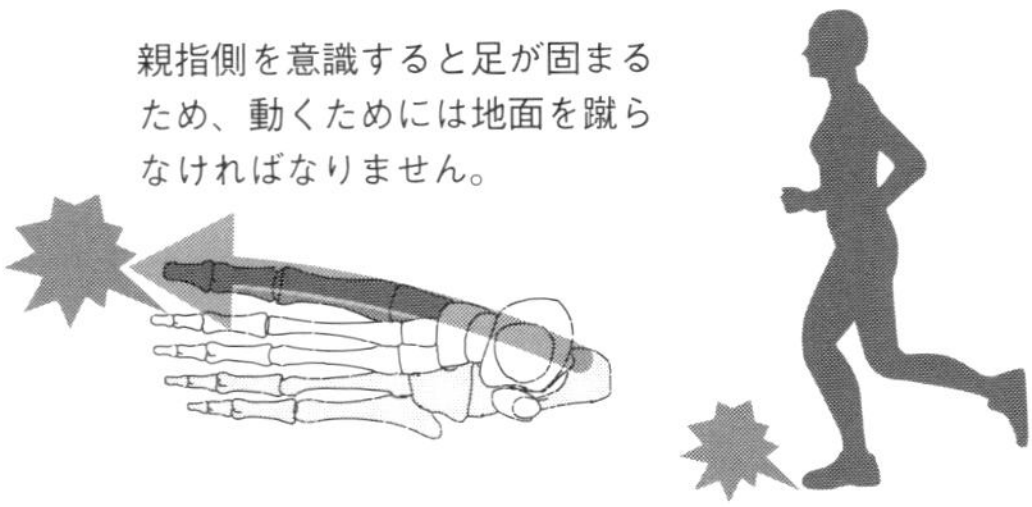

平地はもちろんですが、不整地などでもしっかり体を止めて安定させるほか、趾の中ではもっとも器用な指で、サポートの人差し指と一緒になって適度の力で下駄の鼻緒を摘むなどの細かな仕事がするのが親指なのです。前の章で書いた母趾球加重の姿勢では、このブレーキである親指に力が入り、その結果、体を静止状態で安定することが出来るのですが、その状態が続くと足のアーチが失われてしまうわけです。また母趾球加重のまま動こうとするとブレーキを掛けた状態で動くことになり、体に無理が掛かることになります。

中指はその名前の通り足の中心にある指で、小指、薬指とともに方向を捉える役割と全体のバランスを整えることで、進行方向へ安定してぶれなく進める役割を担っています。

一番敏感なのは趾の頭

また趾で一番感覚が鋭いのは指の頭です。手の指と同じく神経細胞が多く、点字をされる方も使う部分で、ごく僅かな凹凸（でこぼこ）を読み取ってくれるセンサーの働きをしてくれます。

今は日本中どこでも舗装道路が行き渡っているうえ、靴を履いていることもあり、趾の

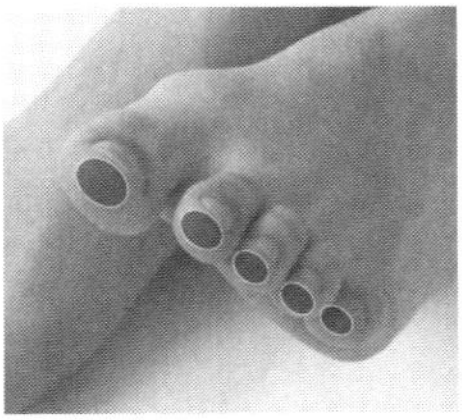

趾で一番感覚が鋭いのは指の頭の部分です。

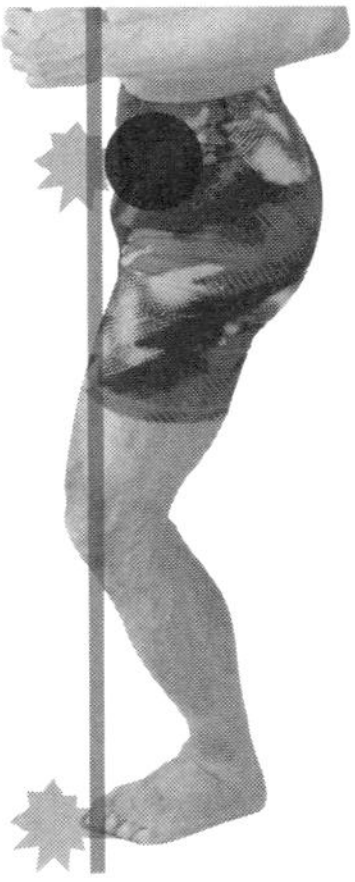

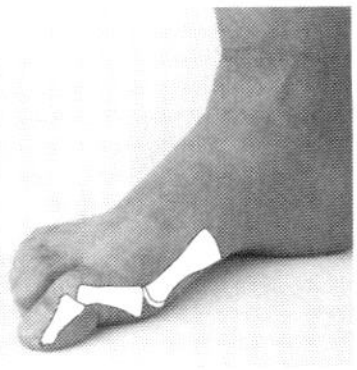

指先を地面に着けようと力を入れすぎると“マムシ趾”と呼ばれる力が入った状態になり、ブレーキを利かせてしまうことになります。

頭で地面を感じることもありませんが、荒れ地やジャングルで生活をしている頃は、常に地面に危険なものがないかをこの趾の頭で感じて生活していたわけです。日本の武術でも〝足裏に目をつける〟という流派もあり、これは足を怪我してしまえば戦いはもちろん、戦場で仲間からはぐれてしまい生死に関わるためでしょう。

マムシ趾に注意！

またこの趾の頭が地面を感じられるということは、足裏のアーチ構造があるが必要です。ただ指先を意識しようとすると力を入れ過ぎてしまい、〝マムシ趾〟になってしまい、重心移動を止めてしまい、かえってバランスを崩すので注意が必要です。感覚的には第二章で紹介した指先を揃える位の感覚で十分です。趾が地面に触れていると感じられることが大事で、力を入れ過ぎてブレーキを掛けてしまっては意味がありません。ですから歩く際に〝小指の頭、小指の頭〟とイメージしながら歩くのが最も簡単でいつでも出来るエクササイズと言えるでしょう。

〝適度に力を入れる〟のが大切なのですが、今の日本人は「丁度良いという感覚が苦手」と言われるようにここが難しいようです。恐らく後ろ重心に慣れ過ぎてしまっていることで、パワーオンかオフ、0か100かという動きに慣れてしまい適度ということが分からず趾を眠らせているのです。

趾エクササイズの第一歩は「握る」こと

それではいよいよ最初のエクササイズの開始です。

本当はジャングルを素足でしばらく過ごすのが一番手っ取り早いのかもしれませんが

(笑)、流石にこれは一般的ではないのでまずは握ることから始めましょう。

とは、言ってもいきなり握れない方がほとんどのはずです。親指はそれなりに動かせても、親指以外の趾は区別が付かず、親指と一緒に動いてしまったり、まして小指だけを動かすなどとても出来ないでしょう。特に趾を握ってみて最初に驚くのは、指先に意識がいかないことです。私も講習会で全国を回っていますが、趾の感覚は本当に失われていて、親指以外の指を動かすどころか、感覚が無い方が少なくありません。特に小指については地面に付いているかどうかすら怪しい方も沢山いらっしゃいます。

「いくらなんでも、そのくらいの感覚はあるでしょう？」

とお思いの方で、もしまだ後ろ重心のチェックをしていない方は、一度34頁に戻って小指のチェックをしてみましょう。しっかり小指が床を捉えている感覚があればハガキは通らないはずですが、浮いていれば通ってしまいます。実際に私の講習会で同じことをやってみると、10人中8人の方はハガキが通り驚いていらっしゃいます。そのくらい足の小指の感覚は意識されていないのです。

ステップ1

〝眠った趾（あしゆび）を呼び覚まそう！〟

趾に呼びかける

指先で小指から順番で摘み、コロコロと転がすように触ります。この時「あなたは小指、あなたは薬指……」としっかり声を掛けることで意識を通わせます。

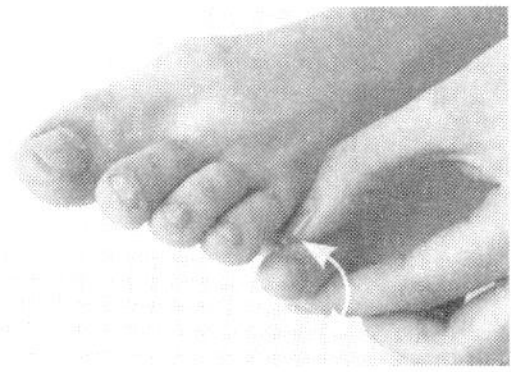

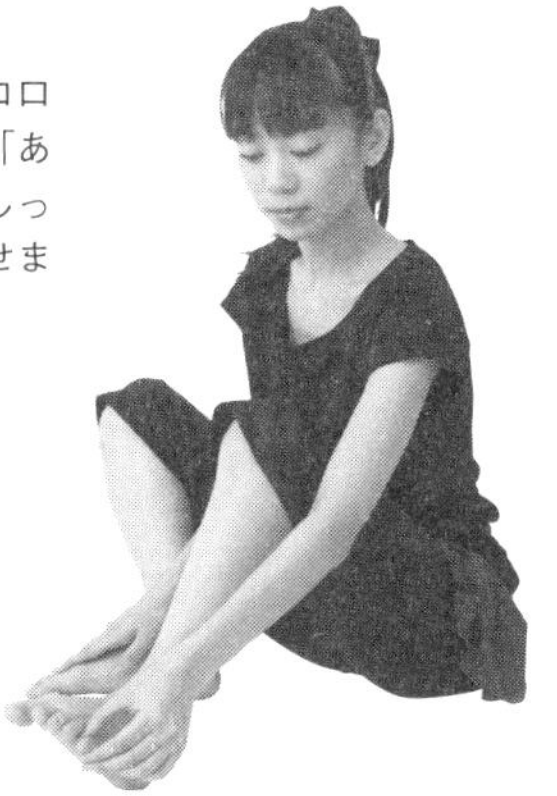

そこでまず大事になるのは、〝趾に意識を通す〟ことです。具体的には手の指で趾を触ってあげます。趾はほとんど忘れられている箇所ですので、まず手の指で触ってあげて感覚を取り戻すところから始めるわけです。

これが趾エクササイズの1番になります。

触る際には小指から順番に、「あなたは小指、あなたは薬指……」と、趾一本一本に意識を通すつもりで声を掛けながら、趾の根元から先までを整えるように転がしてください。

「指に声掛けなんて」と思われるかもしれませんが、実はこの声を掛けることが意識を通す上で大事です。ちゃんと呼び掛けて触ってあげた後に趾を動かしてください。もちろんいきなり自在に動くわけはありませんが、最初に比べて趾に向かう意識に違いが出てきたはずです。この繰り返しが趾を目覚めさせる第一歩です。

小指の頭を使ったエクササイズ

次に行うのは、〝小指の頭〟を使ったエクササイズです。

立った状態か椅子に座った姿勢で小指の頭が床に着いているかを確認して、床に小指の頭で丸や三角、四角を書きます。グッと力を入れて行う必要はありません。床に趾の先が着いていることが感じられれば充分です。脚を動かすのは膝から下だけではなく、股関節から行うのも大事です。

小指の頭で図や字を書く

これは椅子に座っている時にも出来ますので、デスクワークの休憩の時にでも“小指の頭”で自分の名前を書いてみると良いでしょう。

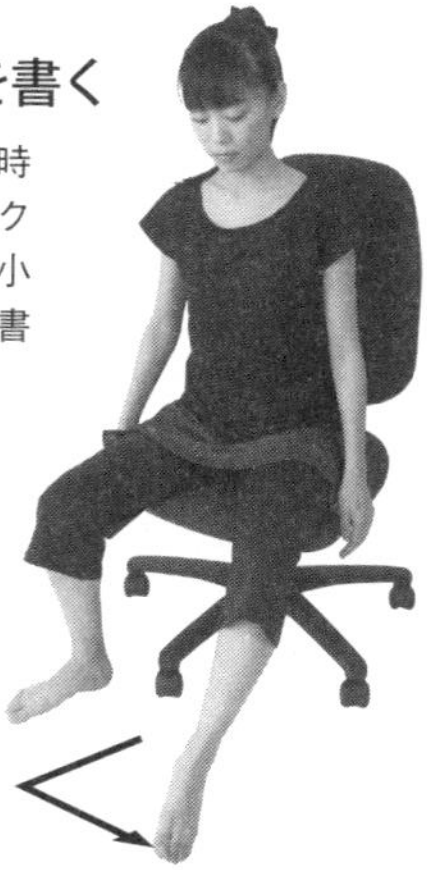

趾をMP関節で握り込む

趾を小指の側から順番に握り込んでいきます。最初のうちはなかなか上手く出来ず、親指ばかりが動いてしまうでしょうが根気良く行いましょう。

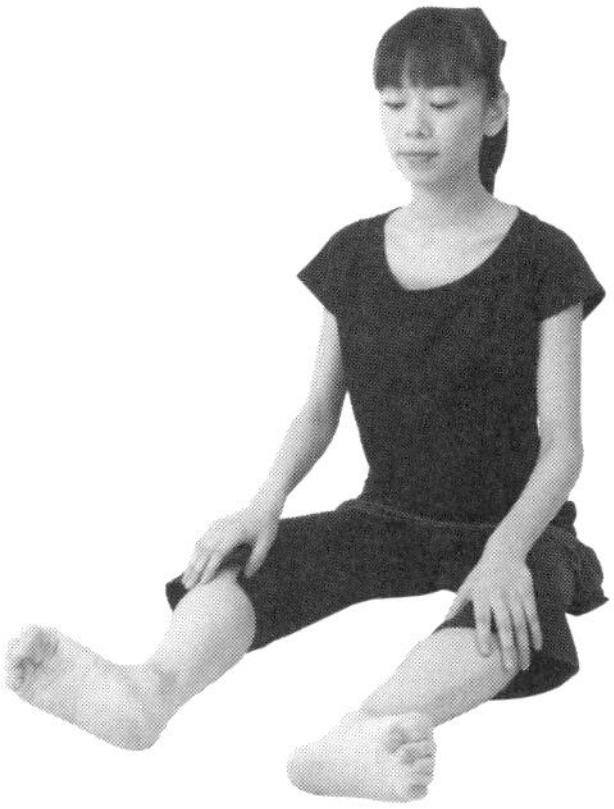

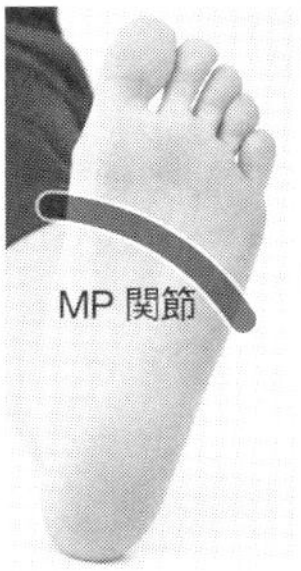

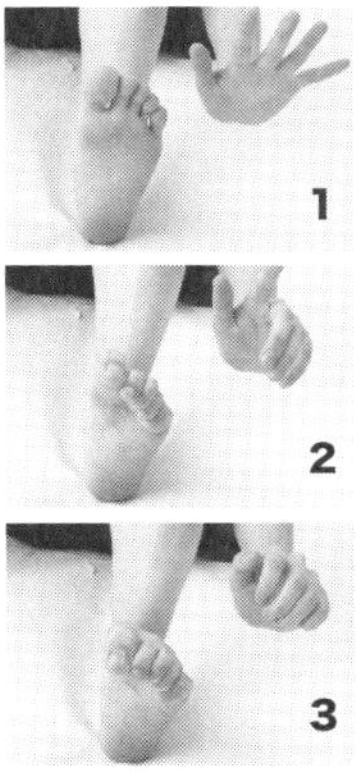

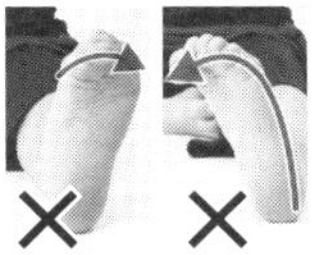

握ろうとするあまり足首を捻（ひね）ってしまうのはNGです。

趾の握り込み

次に行うのは趾の握り込みです。小指、薬指、中指、人差し指、親指の順番で、足の裏の足底筋をＭＰ関節で動かして収縮させて、しっかり握ります。

そうは言ってもいきなり握ることは難しいので最初は両手で助けてあげてください。しっかり両手で包み込むように持ち、小指から順番に動かしてあげます。無理矢理ぐいぐいやるのではなく、手でしっかり趾を確認しながら握り込んでください。

ポイントはやはり小指の頭です。小指

最初のうちは両手で趾を包み込んで行ってもOKです。
無理に行うのではなくMP関節から動いていることを
確認しながら行ってください。

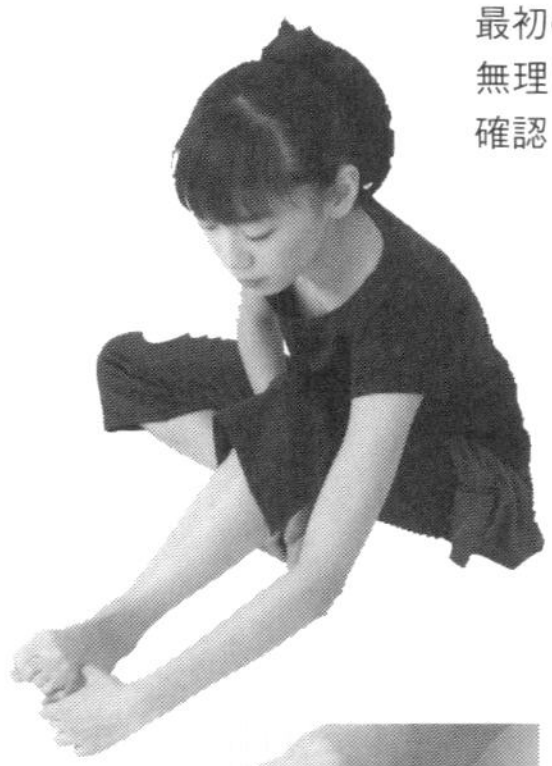

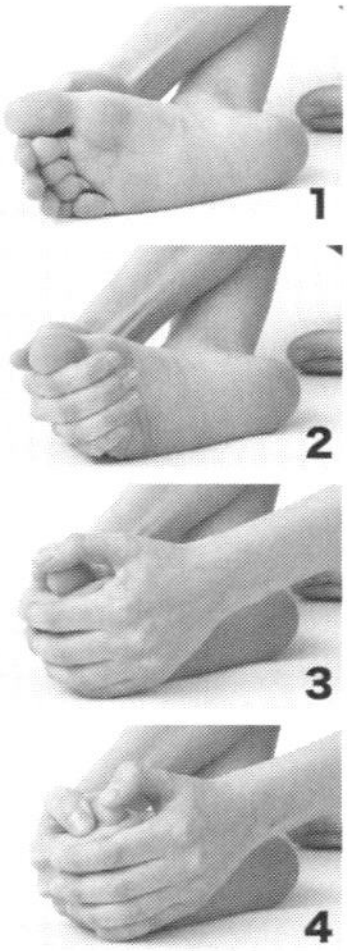

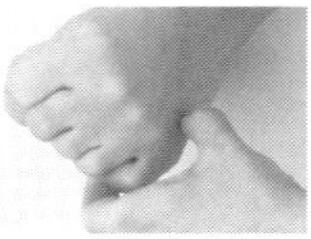

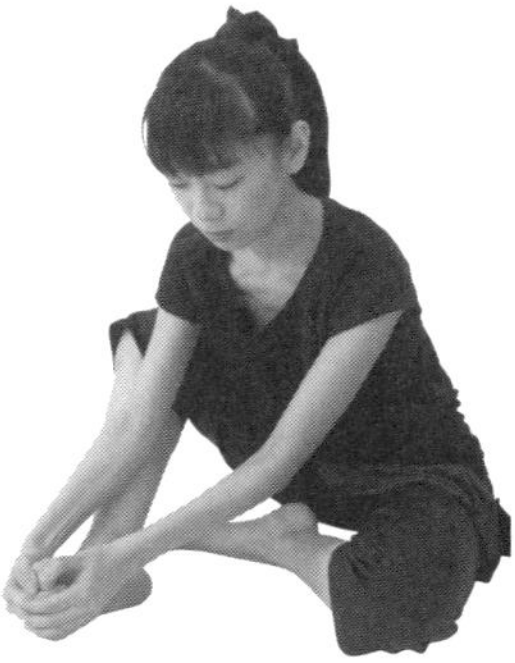

引きはがしはしっかり趾の力
を確認しながら行います

を見ながら指でサポートして行うと良いでしょう。出来るようになってきたら今度は足の裏を縮めるように握り込みます。最初のうちは手を添えて行い、慣れてきたら手を離して行います。

その他、一緒にエクササイズを行えるパートナーが居る方は、握った小指を引きはがして貰うと良いでしょう。握る時にはＭＰ関節が出るくらいに足底筋（足の裏）を縮めて握り込み〝足の拳〟を作ります。その状態で小指を引き剥がしてもらうことで意識と力が通りやすくなります。パートナーが居ない方は自分で行ってもオーケーです。

趾で“グゥー、パァー”を繰り返す

床に座った状態から（1）、背屈させてから（2）趾を出来るだけ握り（3）、そのまま底屈します（4）これを繰り返します。

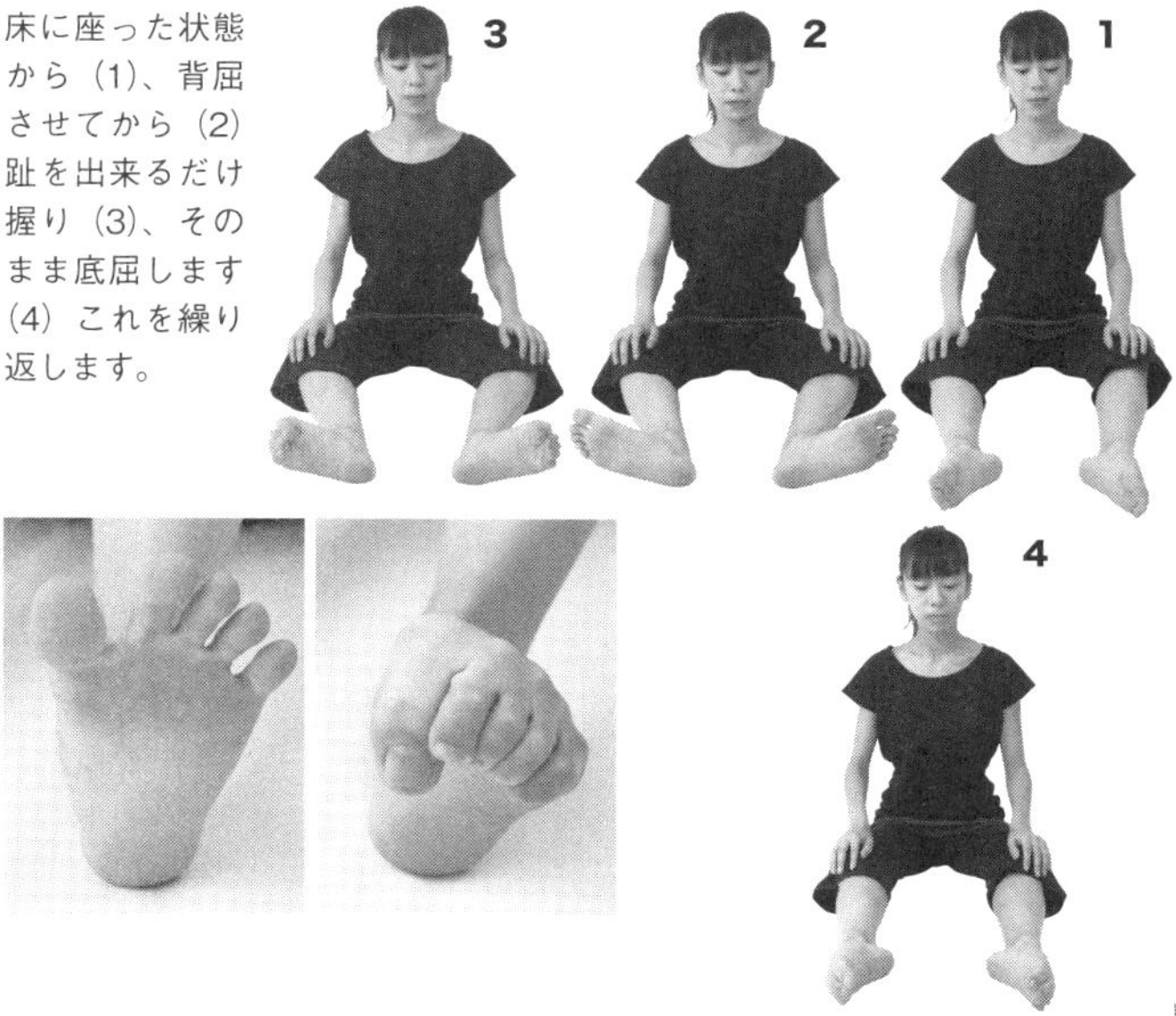

趾を握って拡げる

次は趾を握って拡げるエクササイズです。足首を背屈（足首の方へ曲げる）して、しっかり趾を握り込んでから、親指と小指を目一杯拡げます。次に趾を握り込んで趾を底屈（真っ直ぐ伸ばす）させることで足底筋力が養われます。ある程度、握り込みが出来てくると、開くことがやりやすくなります。親指と小指の間がどのくらい開くようになったか確認しましょう。「グゥー、パァー」と、しっかり握り込んで目一杯開くことを繰り返します。

小指を使うギャザー・エクササイズ

椅子に座り足下にタオルや新聞紙を拡げ趾でたぐり寄せていきます（1・2)。この時器用な親指を使いたくなりますが、ここでは小指側を使って行います。

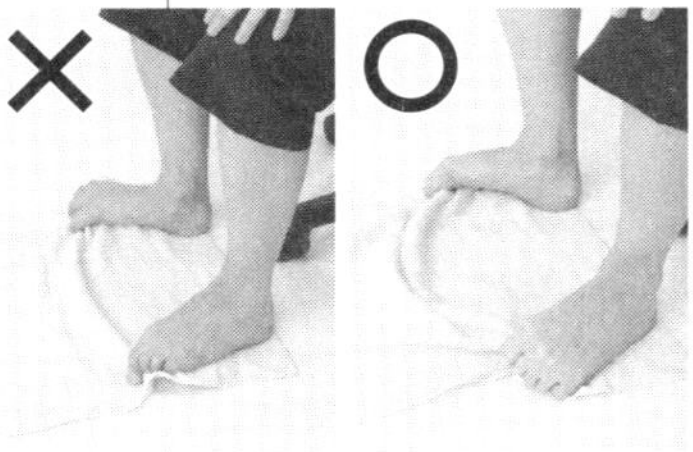

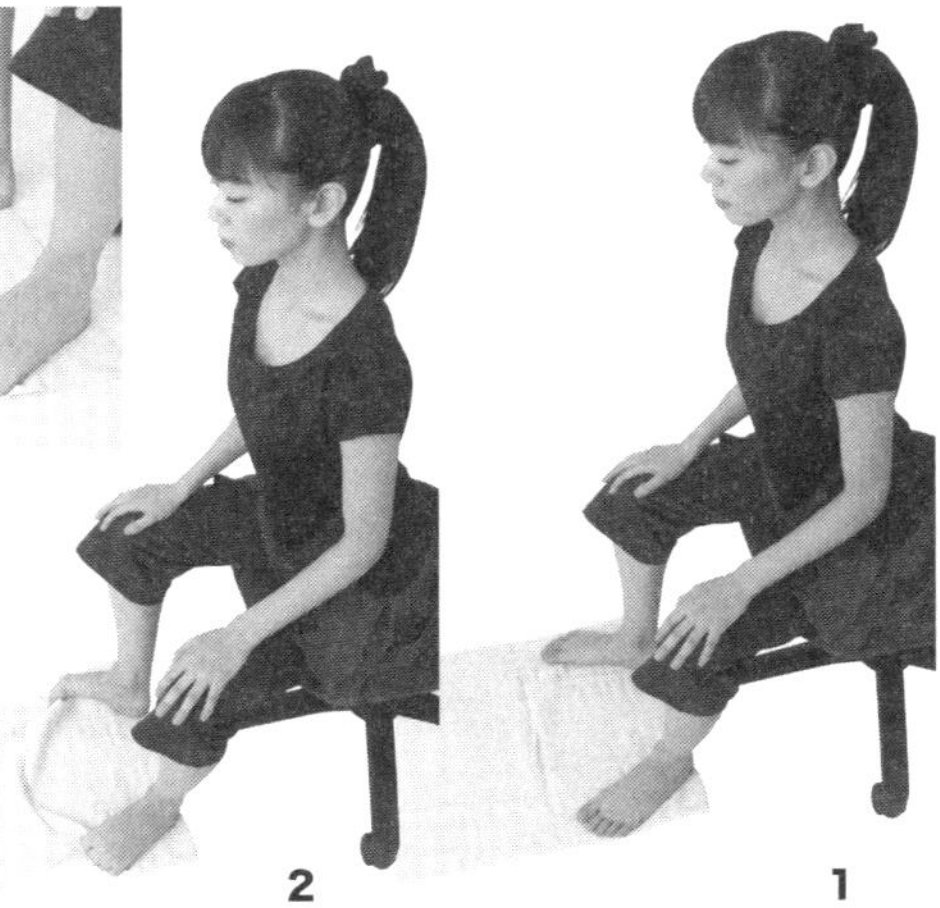

2　1

ギャザー・エクササイズ

ギャザー・エクササイズは、バスタオルや新聞紙などを趾でたぐり寄せるもので、ご存じの方も多いでしょう。ただ、ほとんどの場合、親指をメイン使っていることが多いようです。これも親指の器用さと多くの方が普段親指をブレーキで多用していることの現れでしょう。

ここで行うギャザー・エクササイズは小指側から行うのが大事です。

椅子に腰掛けた状態で、指先を目で確認し、バスタオルや新聞紙などを小指側から寄せるように行ってください。

ここまでが趾に意識を通すエクササイズです。これが趾エクササイズの基本ですので、まずはこのエクササイズを徹底的に繰り返し行います。

家で時間がある時に行っても良いですし、仕事中にちょっと疲れた時に行っても良いでしょう。靴を履いている時も靴の中で趾の頭を意識すればそれも立派なエクササイズです。大事なことは趾に意識を通すことでここがまず始まりになります。

本書では繰り返し書いていますが、体は骨で支えるのが理想で、その骨構造を崩している後ろ重心を直すには、体の最下部構造である趾を効かせることで足裏のアーチを回復させることだと考えています。

趾と足関節を連動させる

ここからは趾と足関節を連動させるエクササイズに入ります。

どれも床に座って脚を前に伸ばした姿勢で行います。膝頭は外へ向くくらいで膝に軽く遊びを持たせると良いでしょう。

背屈と底屈で趾と股関節を繋げる

足首を脛方向へ曲げる背屈（1）と真っ直ぐ足首を伸ばす底屈（2）をゆっくり繰り返します。角度よりも足首を捻らないように行いましょう。

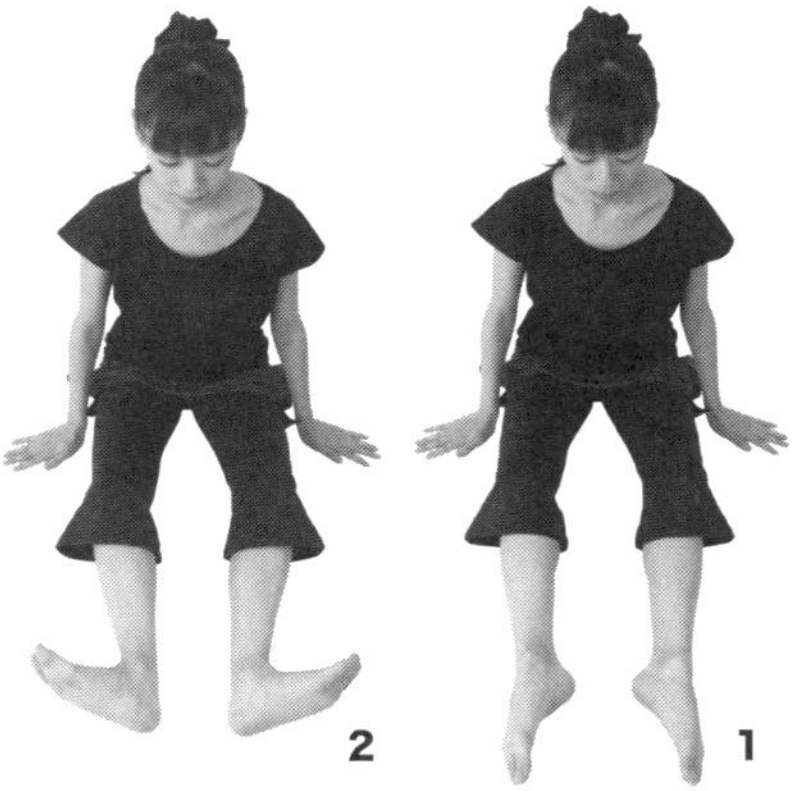

2　1

背屈と底屈で趾と足関節を繋げる

まず、つま先を脛の方へ寄せる〝足関節の背屈〟と、つま先を脛から離す〝足関節の底屈〟をゆっくり繰り返します。

この時大事なのは足の中指を膝頭に揃えるよう意識して背屈させることです。足首の関節は距腿（きょたい）関節と呼ばれ、体を支えるためとても自由度が高い関節です。それだけに捻（ひね）って使う癖が付いていることも多く、それが脚を地面にフラットに置くことを邪魔してしまうことがあるのです。

ですからここでは捻らず行える範囲で行ってください。

趾を握りつつ背屈できたら、一度趾をリリースして、これまで行ったように再び小指側から握り直します。大事なことは捻らずに出来るだけ正確に行うことです。

真っ直ぐ足首を伸ばして足底筋を鍛える

ぐーっと背屈した状態から（1）、趾を握り込み（2）、握り込んだまま足を底屈します。この時踵を少し浮かせることで小指側が床に着き捻らずに行えます。

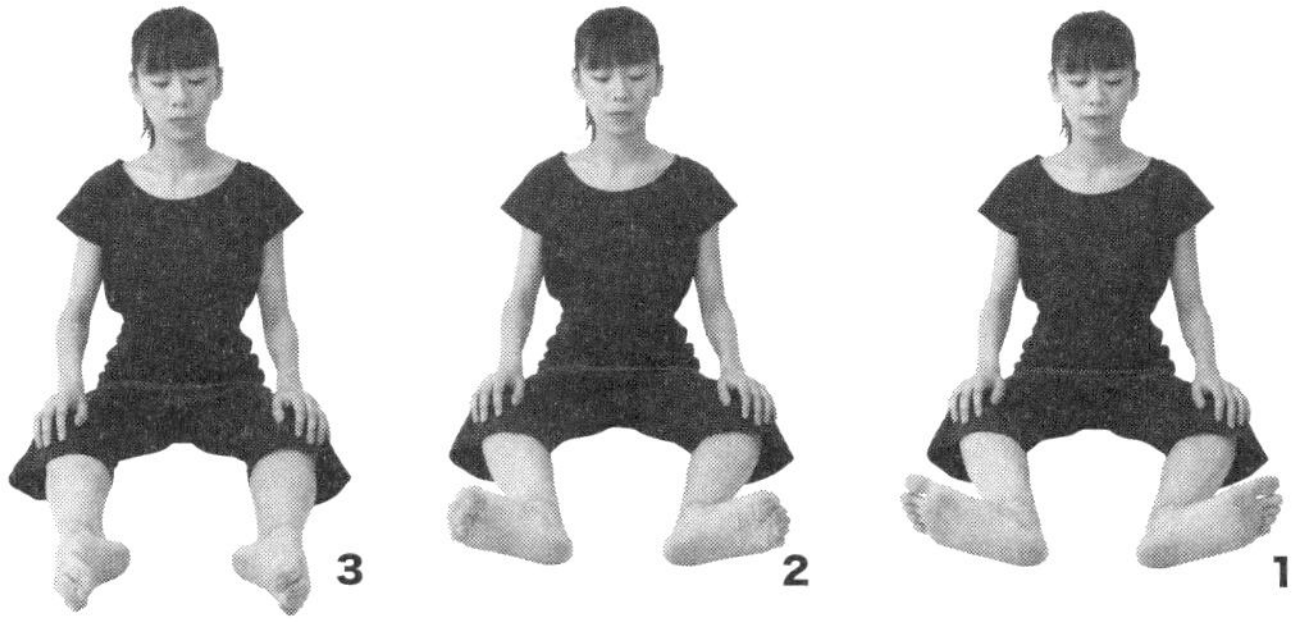

3　2　1

○

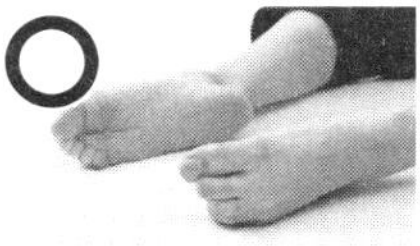

×

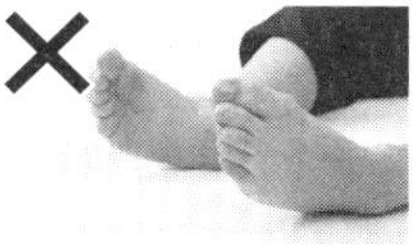

小指側が浮いてしまってはいけません。

真っ直ぐ足首を伸ばす

今度は脛側に足首を曲げる背屈から、趾を小指側から握り込みつつ底屈していきます。この時出来る限り小指側が床面に着くようにして底屈してください。

小指側で床を押して踵を浮かすようにすると足首を捻らずに真っ直ぐ伸ばすことが出来ます。底屈の場合、握り込みが抜けてしまいがちですので、しっかり足の裏、足底筋を縮めながら行うことがポイントです。

立った姿勢で行う時は椅子や壁で体を支えて小指から順番に趾を握りながら底

立って行う時には椅子や壁などを利用します（1・2）。痛い時にはクッションなどを敷いて行いましょう（3）。

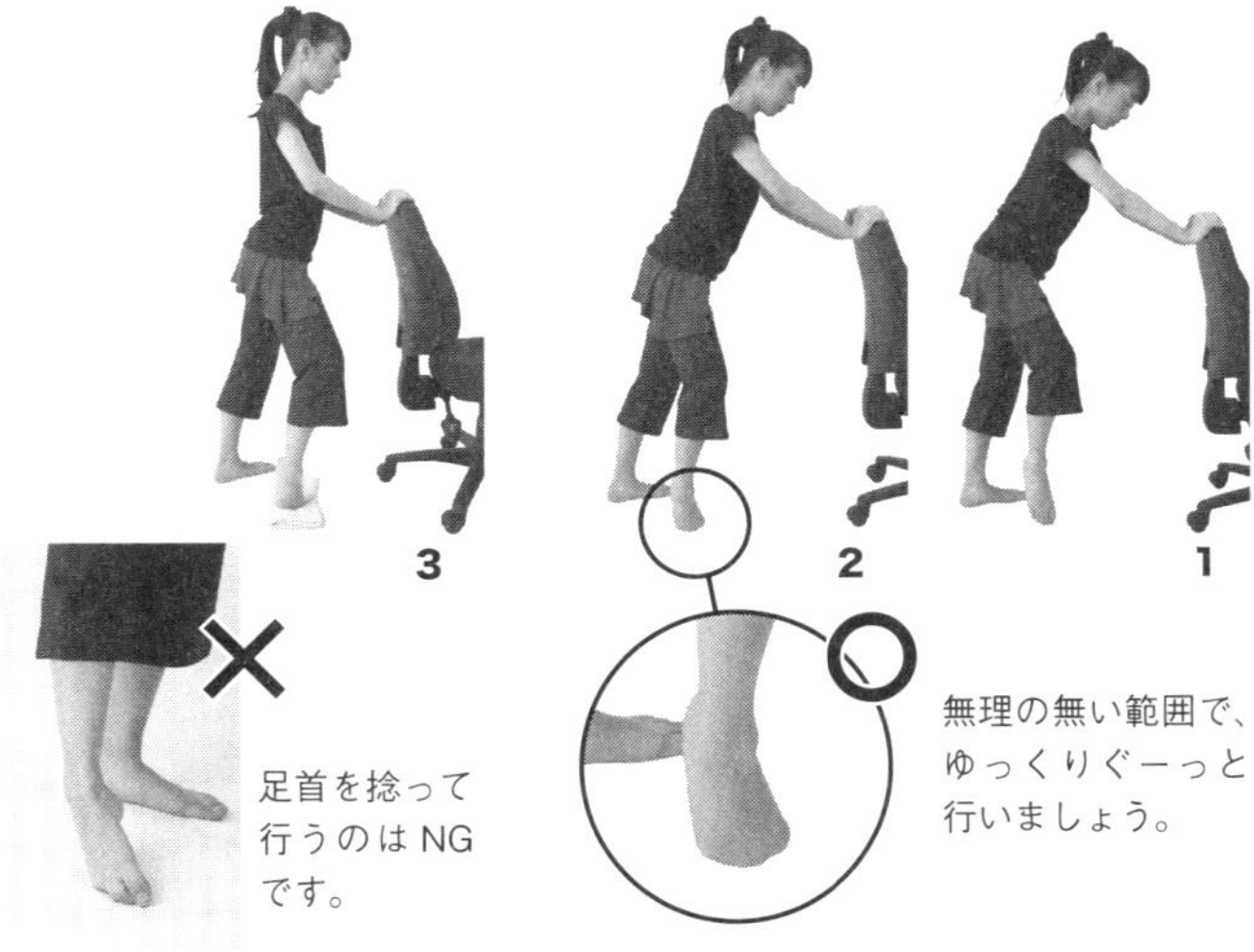

無理の無い範囲で、ゆっくりぐーっと行いましょう。

足首を捻って行うのはNGです。

屈しつつ、指を甲側を床に着けた状態でゆっくりと加重を加えていきます。その時、脚を股関節から外旋・体の外方向へ開き、膝がやや外を向き、足の裏は内側を向くように行います。足の甲・拳で立つことになりますので慣れないうちは壁などに手を添えて行うと良いでしょう。足下にもタオルなどを敷いて痛くないようにしてチャレンジしてください。

ぐーっと底屈加重が出来たら一度床から離して指をリラックスさせ、少し間をおいてから再び小指側から趾を握って底屈します。急いで行わず、丁寧な動作を心がけて繰り返します。

趾の連続握り込み

床に座り出来るだけ背屈した状態で趾をグッと握ってはリリースすることを連続で行います（1・2）。数ではなく出来るだけ足首を捻らずに行います。

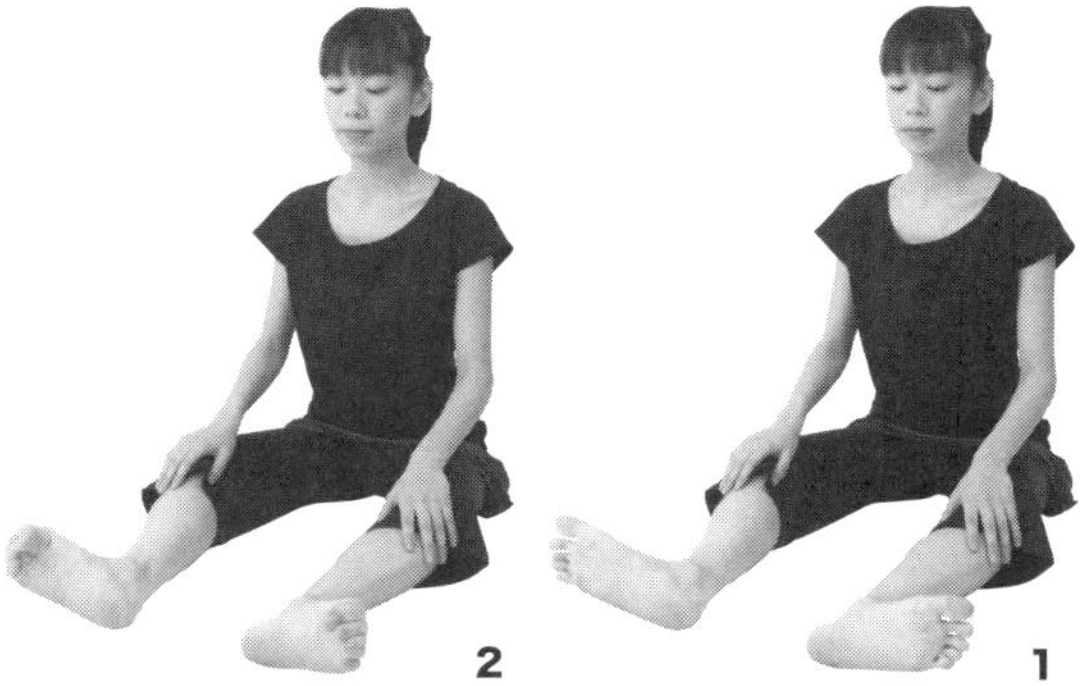

2　1

趾の連続握り込み

趾をしっかり握り込めるようになってきたら足首を背屈して連続で握り込みます。

足関節を背屈＝脛の方へ出来る限り寄せて行いますが、この時大事なのは、足の中指を膝頭に揃えるよう意識して背屈させることです。親指の意識が強くて小指が遊んでいる場合は、足首が捻じれる鎌脚になってしまいます。出来るだけ捻らず行える範囲で行ってください。連続100回を目標に握力ならぬ足底筋力を養います。一見趾だけの動きに見えますが、こうしたエクササイズを繰り返すことで股関節との連動性が増します。

ステップ2 〝前重心をカラダに馴染ませよう！〟

ここからは趾と足関節、股関節を連動させるとともに、股関節が上体の重さからフリーになった前重心のポジションを体に馴染ませて、その体勢で足が動くようにしていきます。

いきなり前重心になるのは難しいので、まずは壁や椅子の背もたれを利用したエクササイズから始めましょう。

実際に行ってみれば分かりますが、理屈としては足の弱ったお年寄りがカートを使っているのと同じです。皆さんも時々買い物に行く様子でもないのに空のカートを押しているお年寄りを見かけるでしょう。理由が分からないと不思議な光景ですが、これは上半身の重さをカートに委(ゆだ)ねることで股関節をフリーにして歩きやすくしているのです。

また身体操作のプロであるバレエのバーレッスンも大きく分ければ同じ狙いがあると言えます。バレエの場合は先ほどのカートのように寄り掛かってバーを使うわけではありませんが、バーに触れることで体の重心位置を正しく取り、股関節がフリーで綺麗に動くポジションを身につけているわけです。私はこうした自分の体の中にポジションを取るトレーニングは、ジャンルや競技に関係なく行うべきだと考えています。

ただ、なかなかこうした微妙なことを伝えるのは難しく、実際にバレエをやっている人の中にも、ストレッチだと考えている人も多く、「体が硬いのはストレッチが足りないからだ」と、筋肉に〝伸ばす〟刺激を無理矢理入れている方もいますが、これは全然違う方向です。大事なのは股関節を上体の重さからフリーにして趾から脚、股関節までが繋がったポジションを体の中に創ることなのです。

ですからここで紹介するいずれのエクササイズも、上体の重さが股関節ではなく、椅子や壁などの補助に使っている自分の前方にあることを確認しながら行うことが大事です。

バレエダンサーとお年寄り。一見まったく違いますが、どちらもバーやカートを使って股関節を上体の重みからフリーにしているという点では同じと言えます。

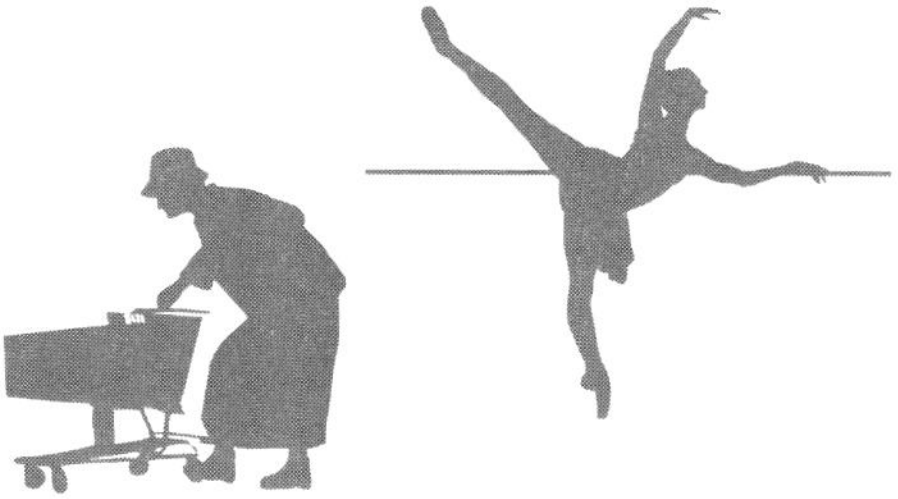

上体の重さから股関節をフリーにするポイント

大事なことは股関節を上体の重さからフリーにすることです。そのため椅子や壁などを使い、ぐーっとお腹から圧を掛けていくように行うと骨盤が前傾していきます。また趾は小指側を意識しましょう。親指側ではブレーキが掛かり重心が動きません。

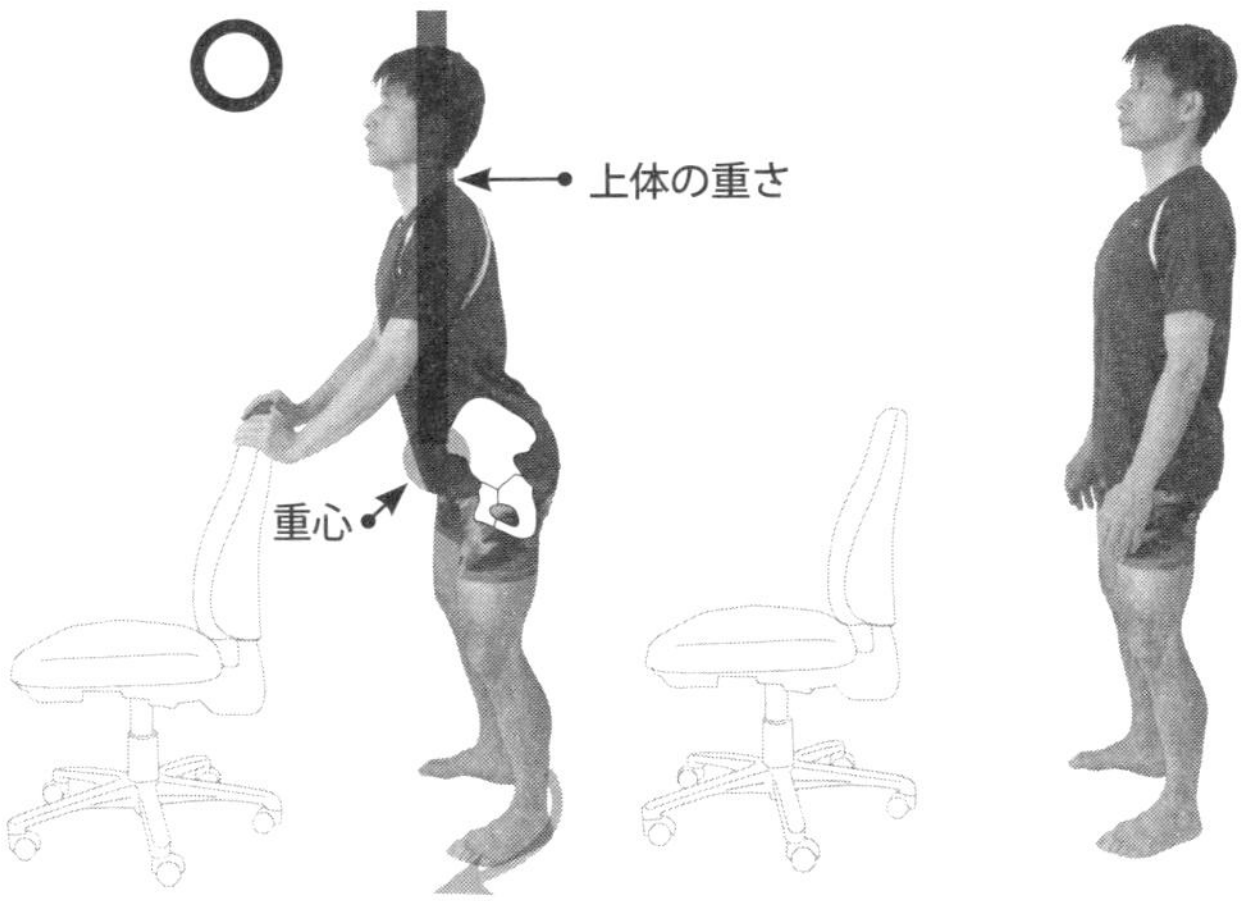

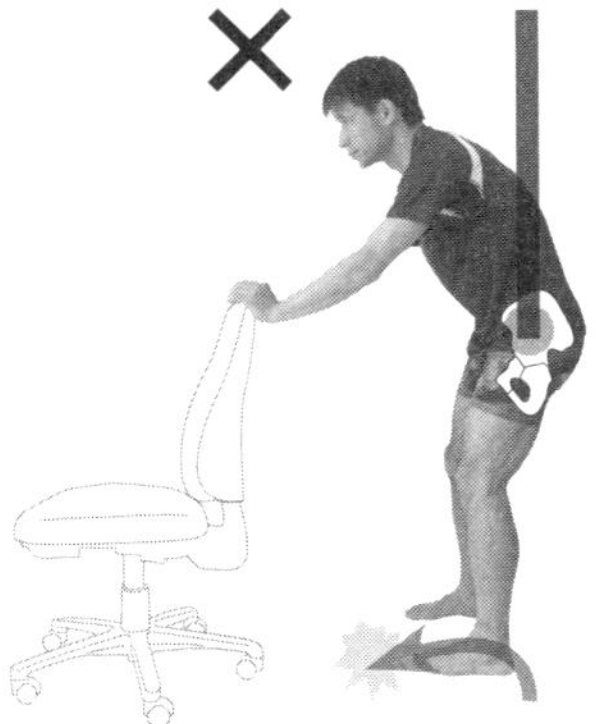

上体だけを前に出しても上体の重さは股関節から動かずフリーになりません。また親指に力を入れるとブレーキが掛かります。

趾でリズムを取る

壁や椅子の背に体重を預け前重心をキープし、股関節をフリーにします。音楽を聴きながら手の指で「トントーン」とリズムを取るように､小指の頭で「トン、トーン」とリズムを刻みます。

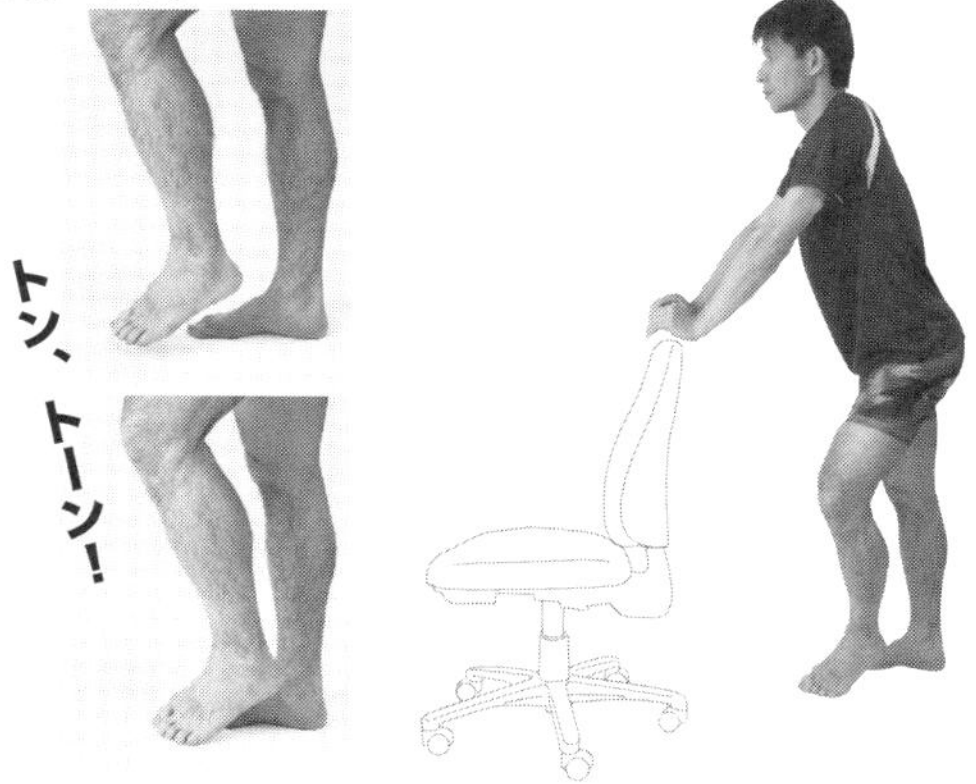

小指側で足踏み運動

壁や椅子に体重を預けながら目線を上にして胸とお腹を伸ばし、伸び上がるような姿勢をキープしながら、ゆっくりと足踏みをします。この時、小指の頭で接地することで足関節背屈の練習にもなります。

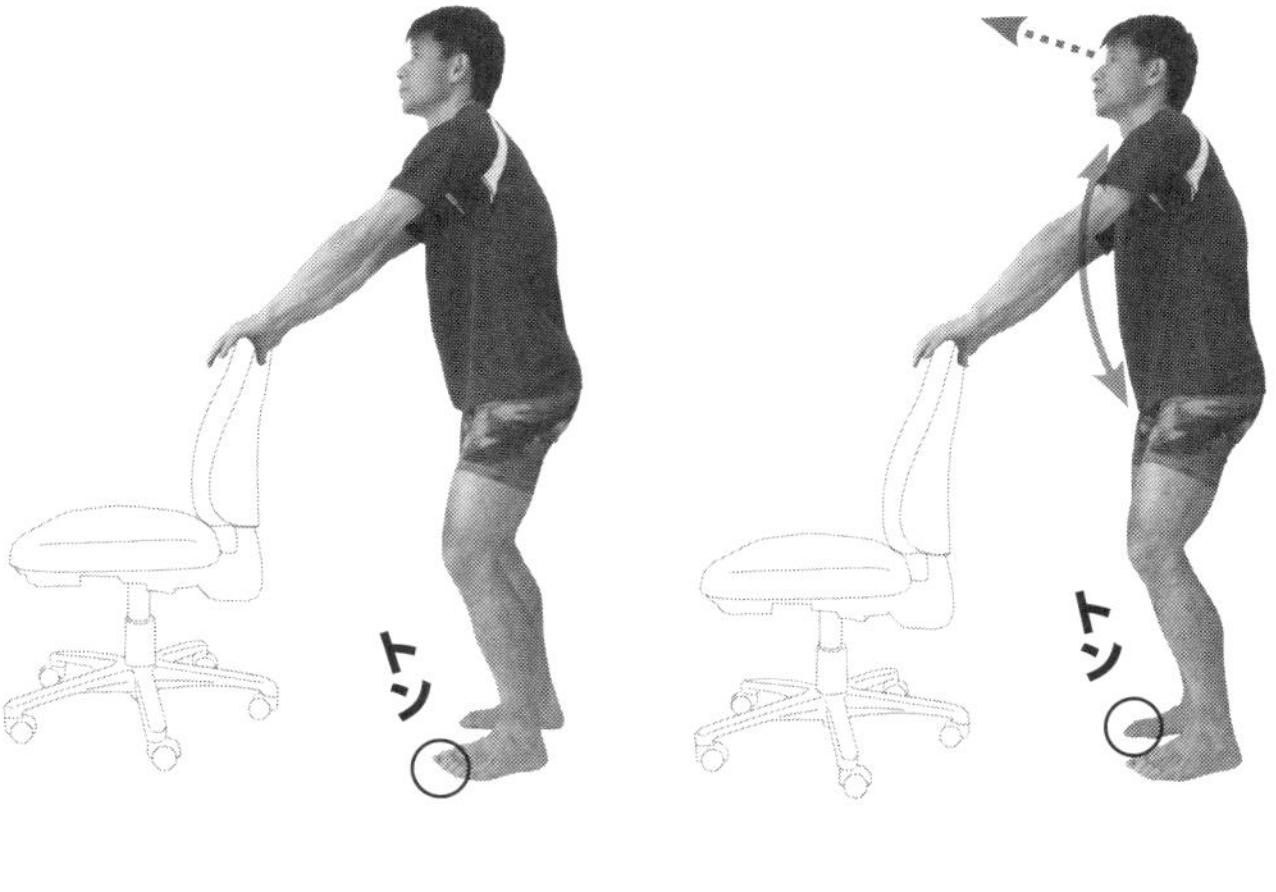

壁を使った蹲踞(そんきょ)立ちのエクササイズ

壁の前で蹲踞の姿勢を取ります(1)。壁に手を着いて、壁を登っていきます(2.3)。足首が底屈し、足の小指と薬指でしっかりとつま先立ちをするところまで来たら、さらに胸とお腹を伸ばし、伸び上がるような姿勢を作ります（4)。

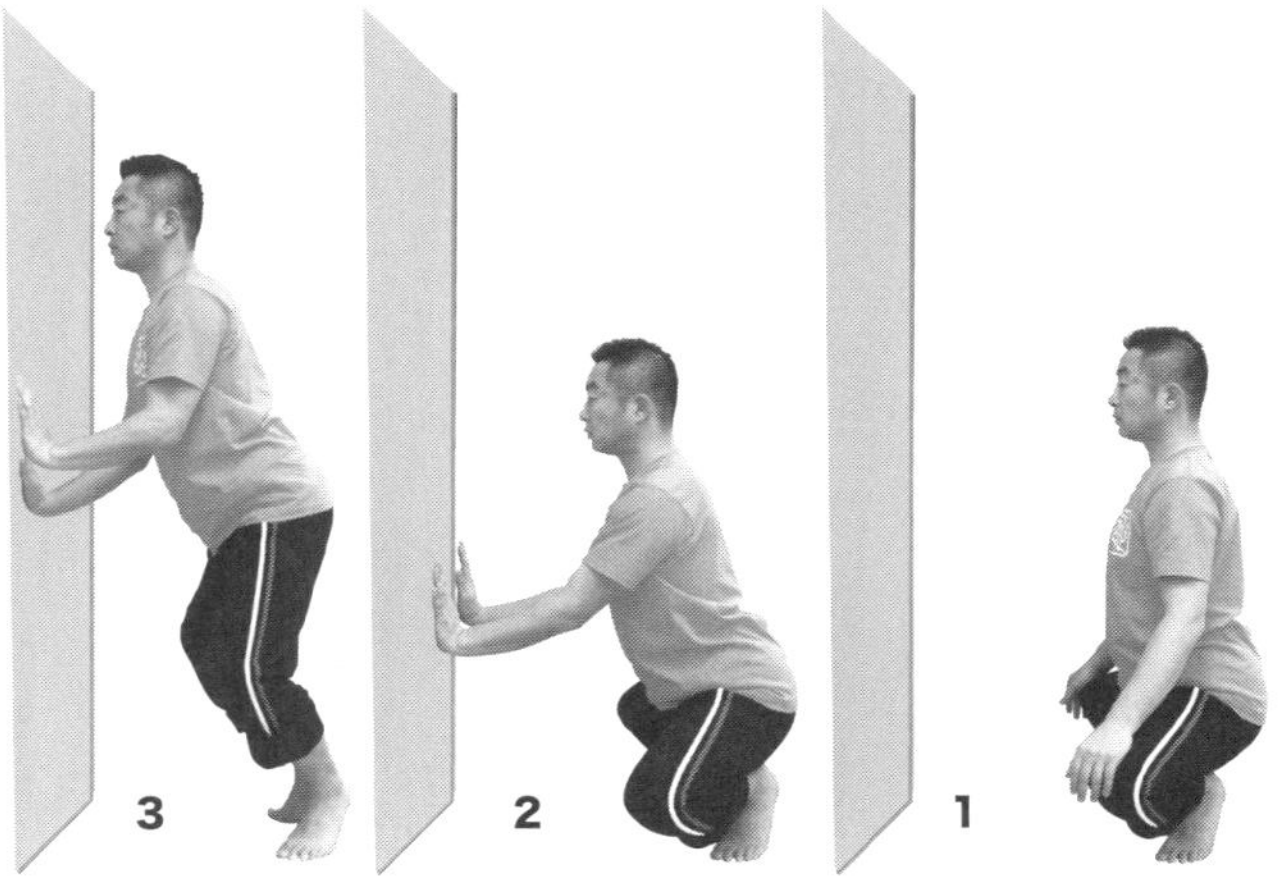

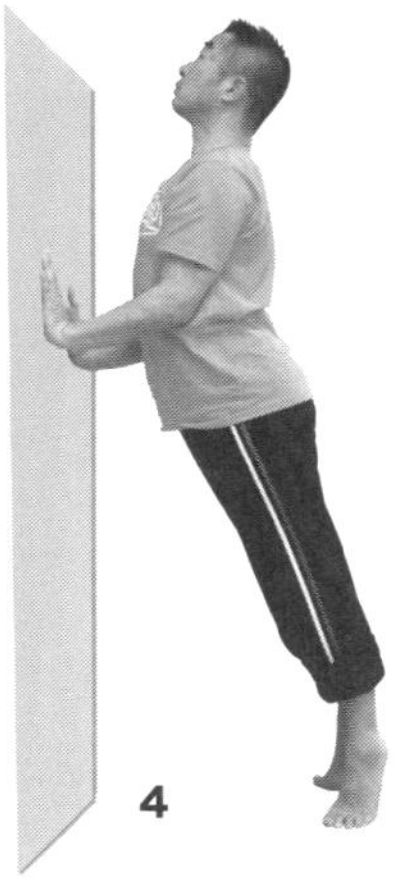

後ろから見た姿です。蹲踞の姿勢から最後は上に伸び上がっているのがよく分かります。

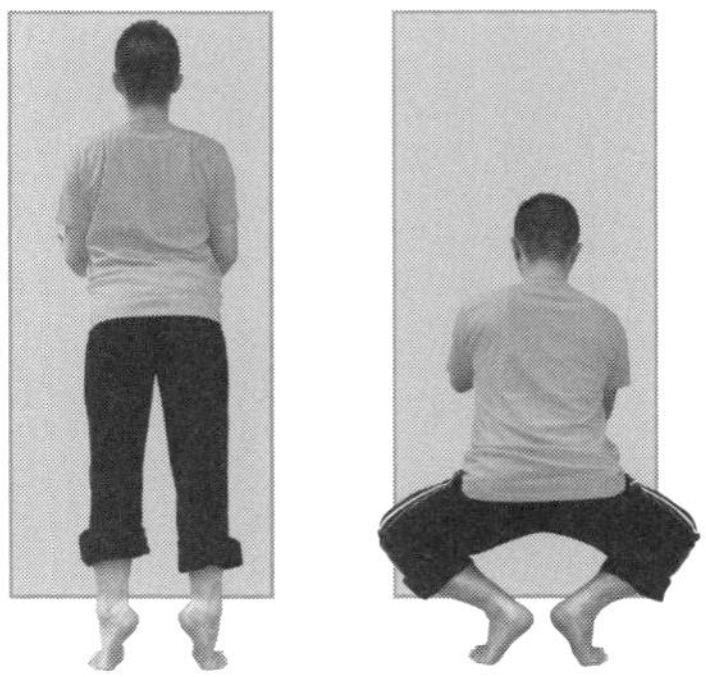

小指から股関節を外旋させる

椅子や壁に体重を預けて目線を上に、胸とお腹を伸ばします（1）。足の小指、薬指を握り込みながら底屈（足首を伸ばす）しつつ股関節から脚を上げます（2・3）。この時膝頭の向きは外に向けることで趾から股関節が繋がります。そのまま脚を上下させ（4）、さらに外旋・体の外側に開きます（5）。

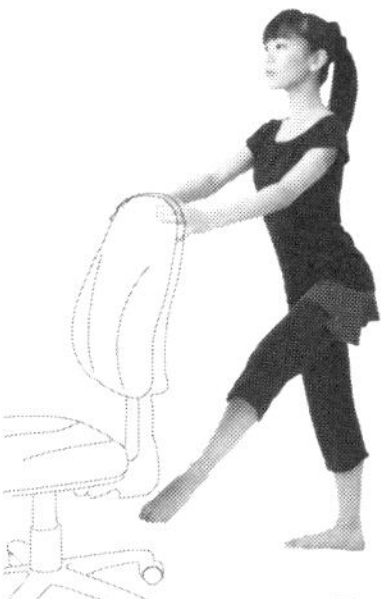
3

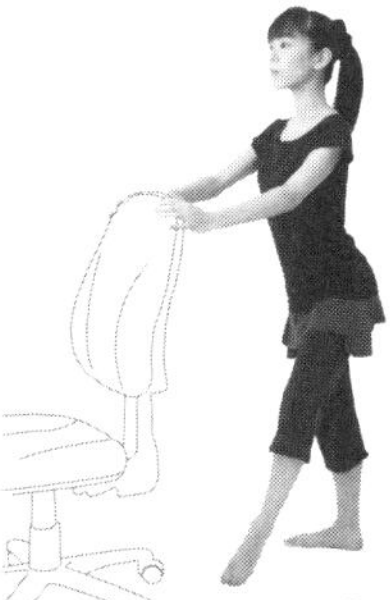
2

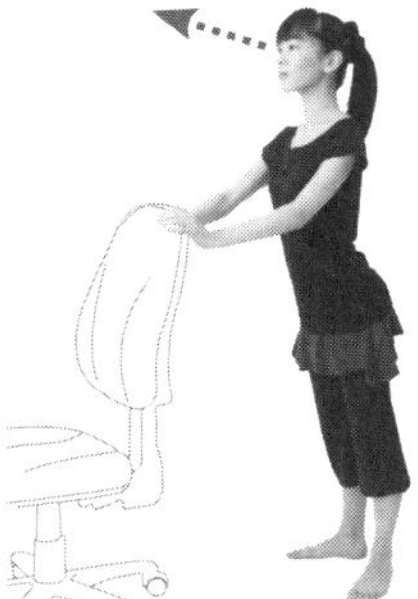
1

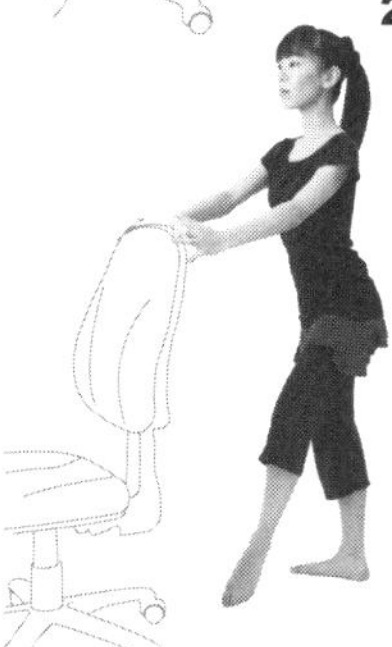
5

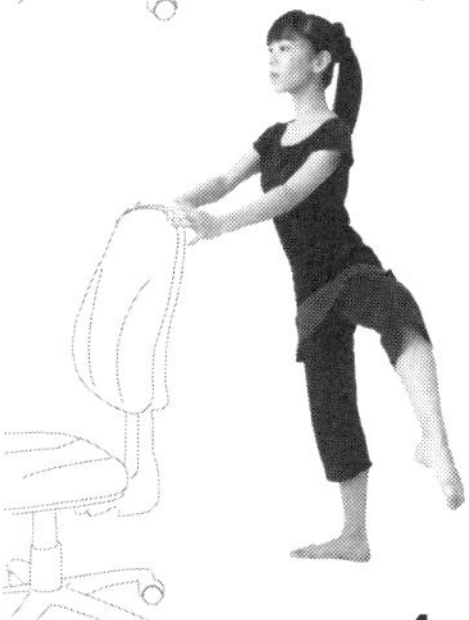
4

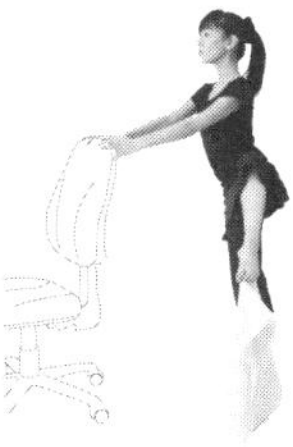
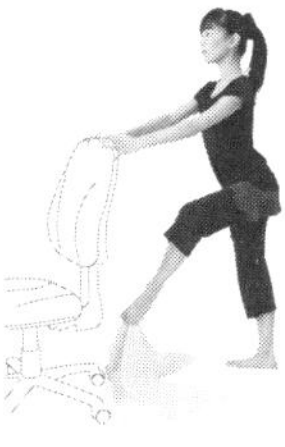

足の小指、薬指への意識が抜けてしまう場合は、タオルなどを小指に引っかけて足の指先から股関節を稼働させると良いでしょう。

片膝立ちから足関節背屈

片膝立ちになり膝頭を足の中指の方向に移動させて足首の背屈角度を深めます（1 ～ 3）。脚を変えて交互に行います（4）。膝頭を足の親指の方向に移動すると足首がロックしてそれ以上背屈できません。痛みが激しい場合は、膝関節内側側副靭帯や半月板などの膝の損傷や、足底筋膜炎などの足の損傷が考えられます。足関節がスムーズに背屈する方向をしっかり身につけて日常生活や各競技に生かしてください（5）。

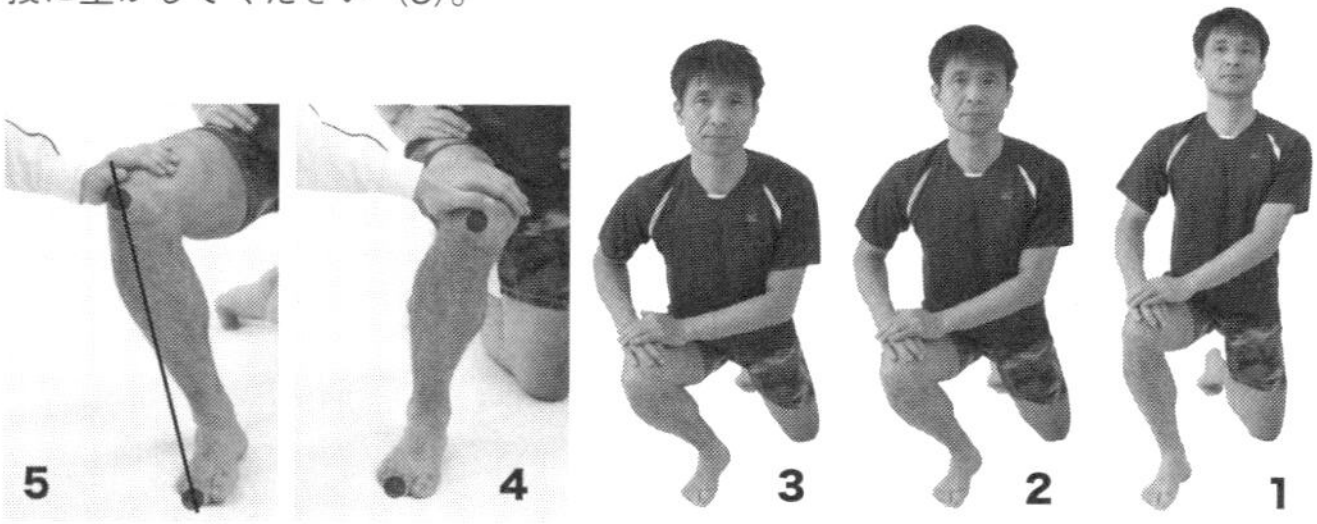

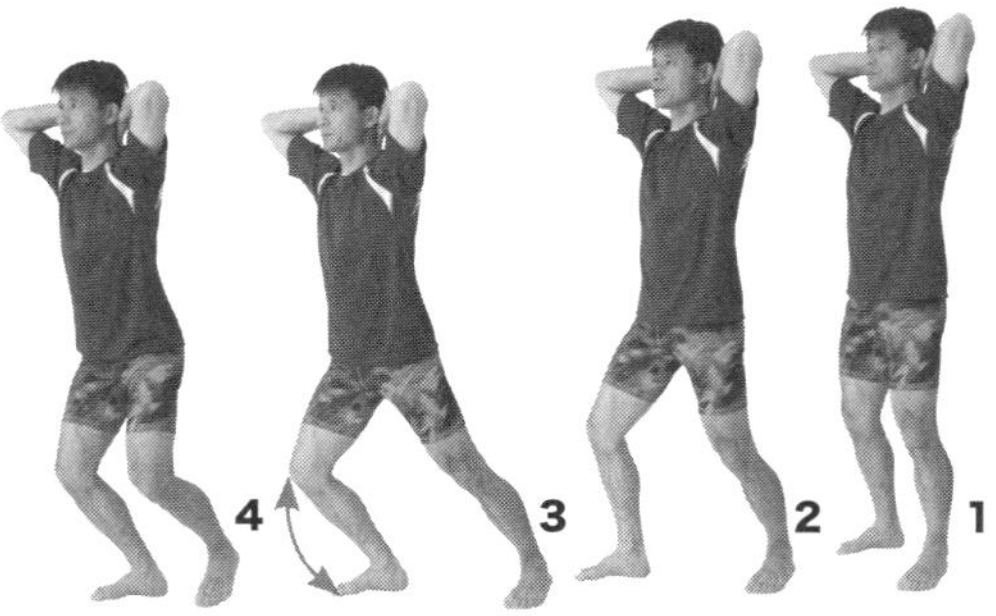

立って行う背屈

立って行う背屈は両手を頭の後ろで組み、目線は正面にして体幹を崩さないよう行います。軽く一歩脚を出し、足の小指・薬指で体重を支え、ゆっくりと膝頭を足の中指の方向に移動させて足首の背屈角度を深めます（1 ～ 3）。体重が完全に乗ったら反対の脚を軽く一歩出し、繰り返し前進します（4 ～ 6）。

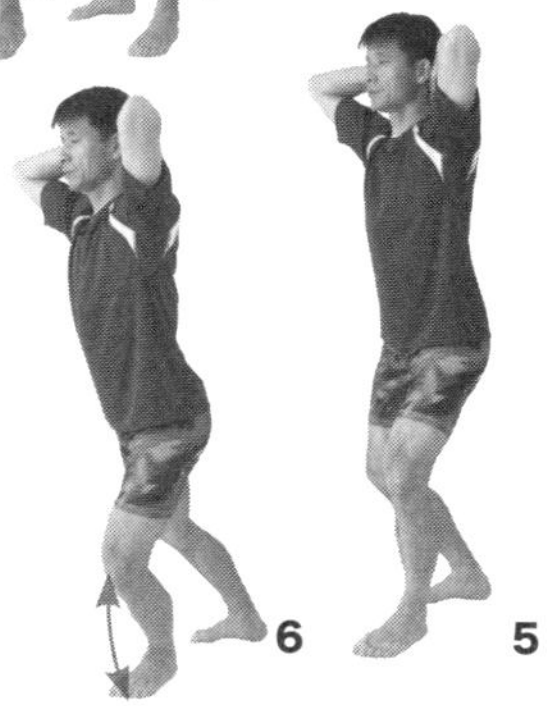

椅子を使って股関節をフリーにする

ここまで行ってきたエクササイズを踏まえて、椅子や壁を使って股関節から上体の重さをフリーにします。骨盤が前傾していくと上体の重さとともに自分の重心が移動する感じをしっかり味わいます（1 ～ 3）この時、膝頭と中指の方向を揃えます。ゆっくり行うことで体に股関節がフリーになる感覚と趾の小指に体重が抜けていくことを感じましょう。これが次の章で紹介する“ゆっくり走り”に繋がっていきます。

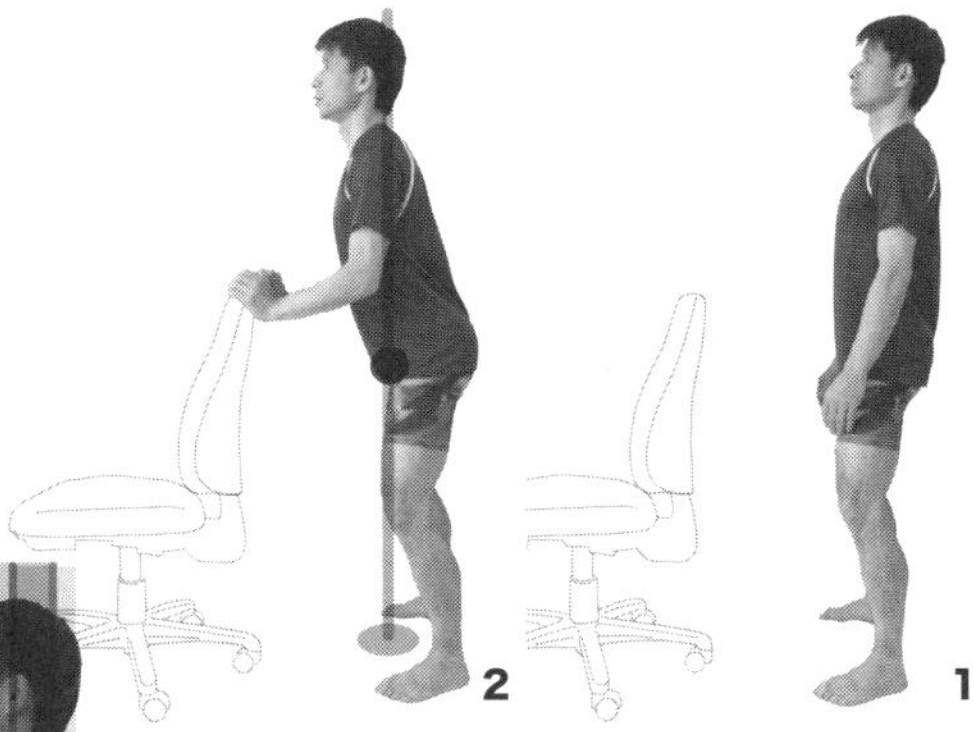

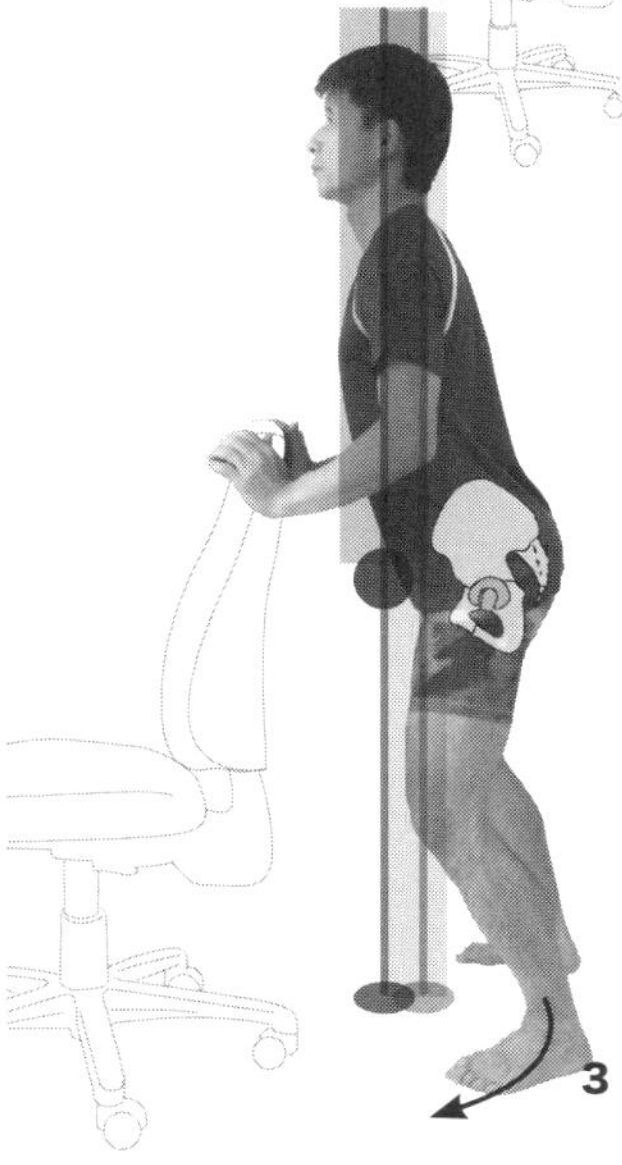

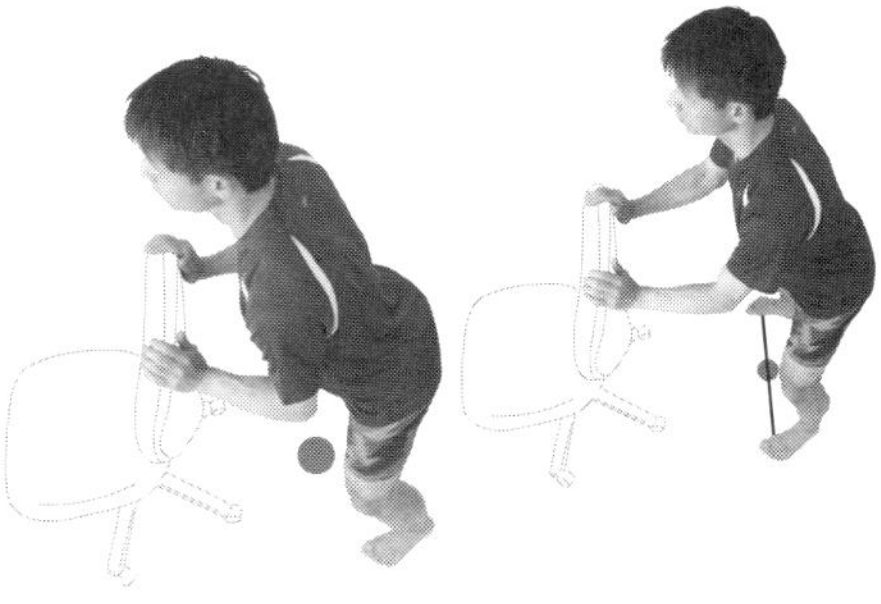

両足の間にあった重心線と重心の連なり点が、お腹に押し出されるように前へ移動します。

股関節から小指を繋げて一本線歩き

今度は体の前にある一本線の上を歩くイメージで歩きます。こうすることでより趾から股関節への繋がりが強くなります。

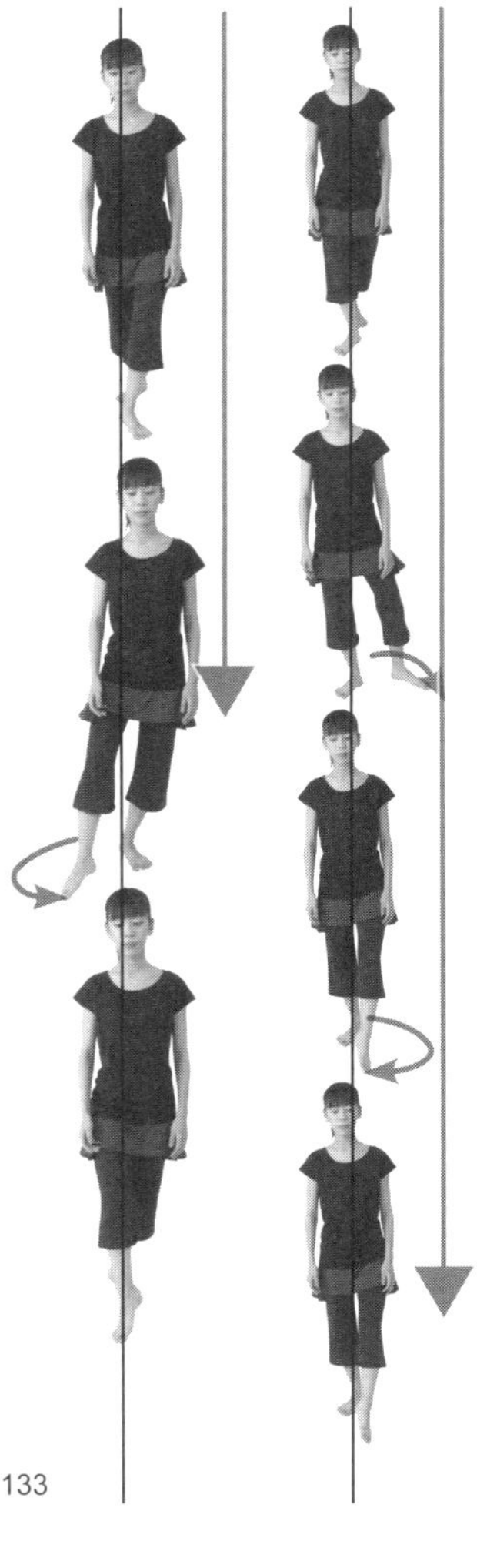

小指の頭で地面を探りながら歩く

上体の重さから股関節がフリーになった感覚が掴めてきたら、その感覚をキープしたまま、今度は支え無しで歩きます。ゆっくりと小指の頭で地面を探りながら歩きます。

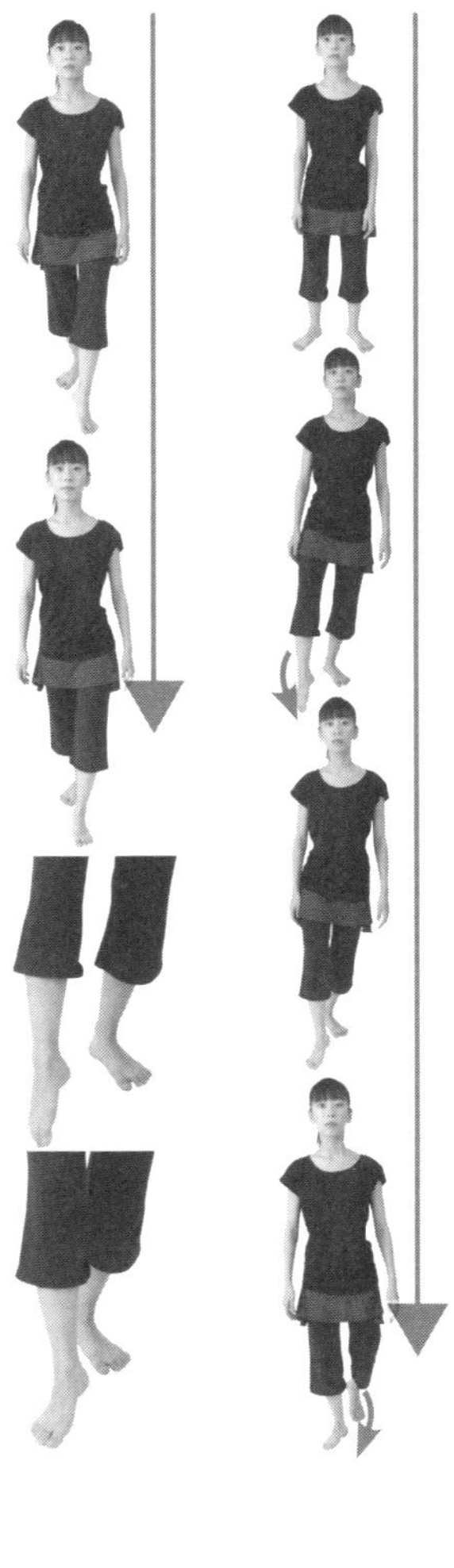

スリッパウォーク→ダッシュ

スリッパがパタパタしないように小指を意識してつま先でスリッパを抑えるようにしてゆっくり歩きます（1・2）。踵から離れる場合は趾が効かず親指で床を蹴り出している証拠です（4）。スムーズに重心が移動して趾と背屈が連動していることが大切です。しっかり出来ていればダッシュをしても脱げません（3）。ここまで行ってきたエクササイズの成果が試せるエクササイズです。

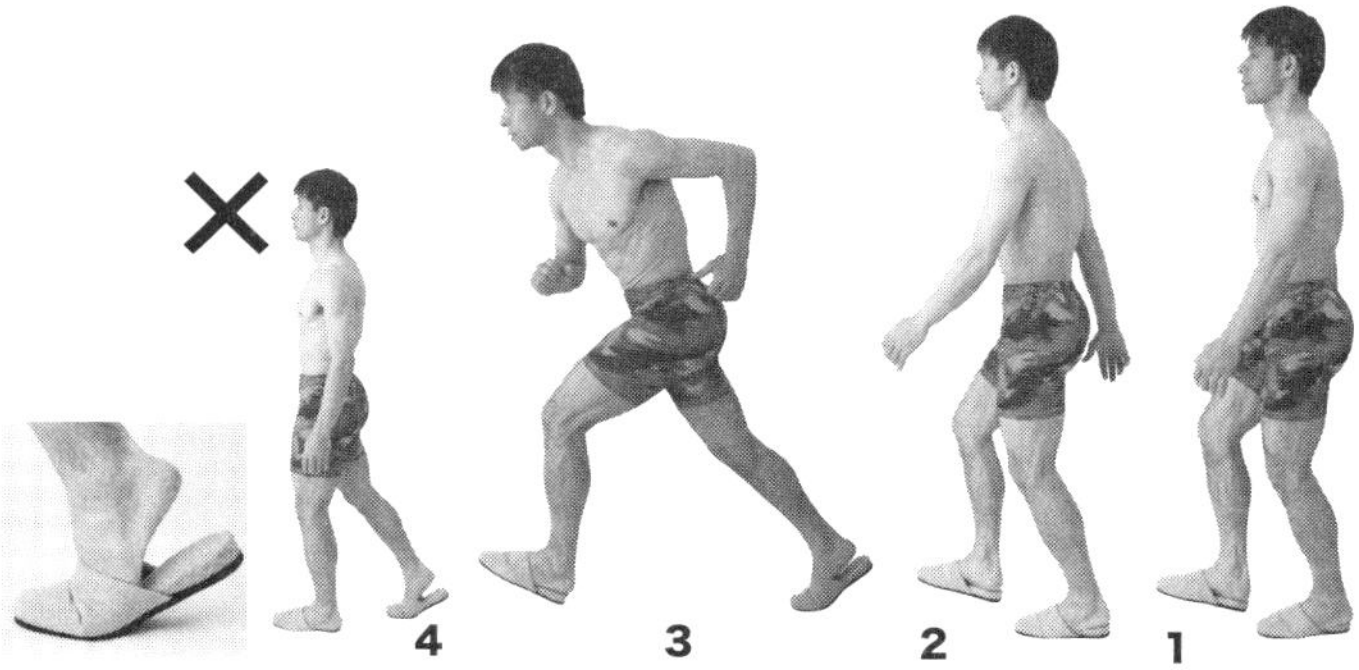

趾を使ったターンの練習

趾のアーチが潰れる理由の一つに、曲がったりターンをする時に母趾球を支点にしてしまっていることがあります。一見コンパクトに曲がれているようですが、実際には母趾球に加重することで急ブレーキを掛けて、さらに再発進をしているため効率的ではなく、また足に負担が掛かり怪我の原因にもなります。

そこでここでは母趾球を支点にしない趾と重心移動を使ったターンの方法を紹介しておきます。これが出来るようになると動きが途切れず、よりスムーズに歩いたり方向転換が出来るようになります。

趾を効かせたスムーズなターン

ここでは分かりやすくバスケットボールで使われるピボット（バックターン）と呼ばれる180度ターンを例にとって説明しています。趾を利かせ足の小指側を使ったターンでは体重の移動とともにターン出来るので足が止まらず体も捻ることなくスムーズに動くことが出来ます。

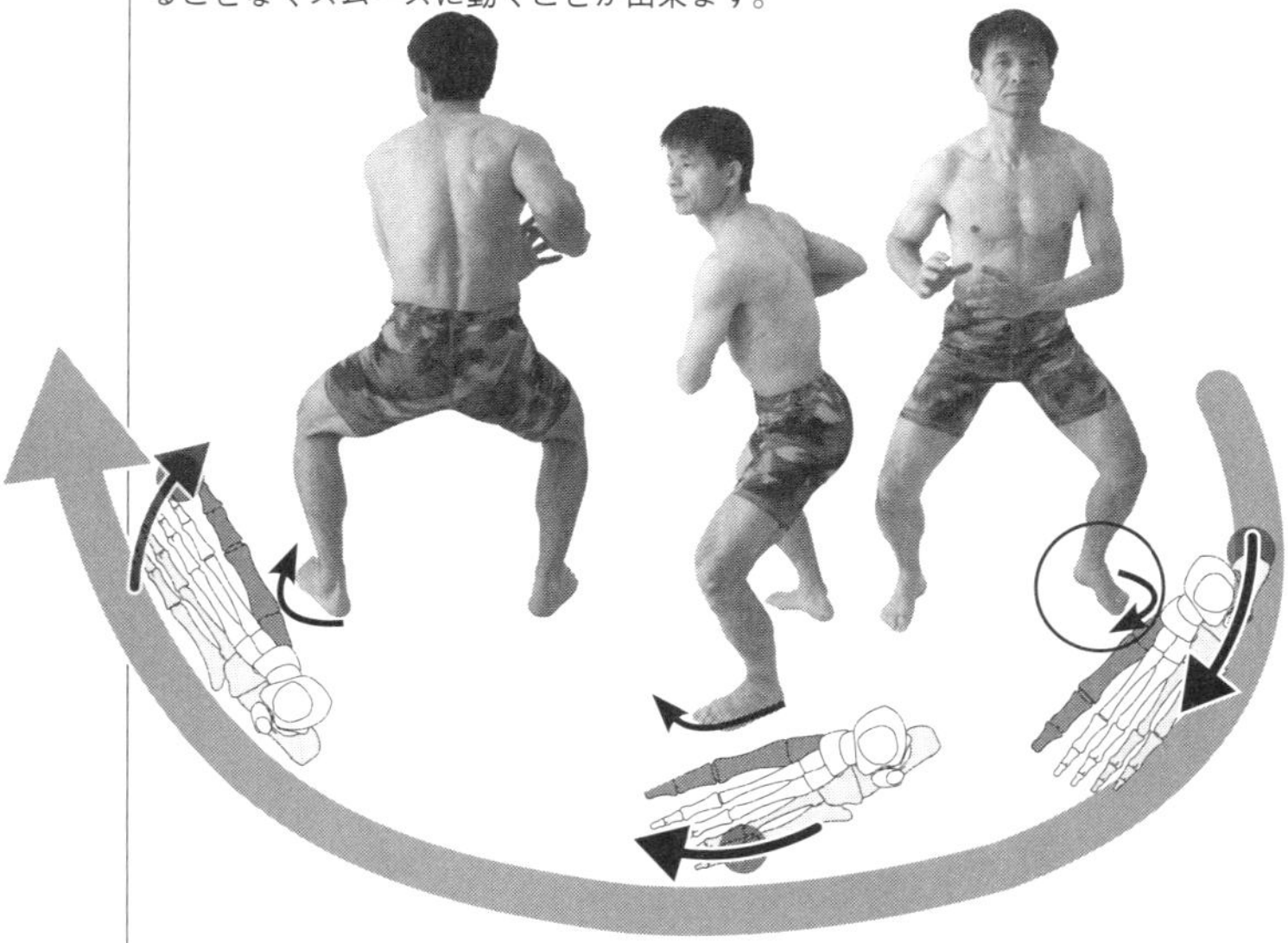

一般的に行われている母趾球加重によるターンは、一度動きを止めて母趾球を中心にターンするためストップ＆ゴーの動きになってしまいます。また体はもちろん膝を内側に捻るため故障の原因となり、肝心の回転も不足しがちです。

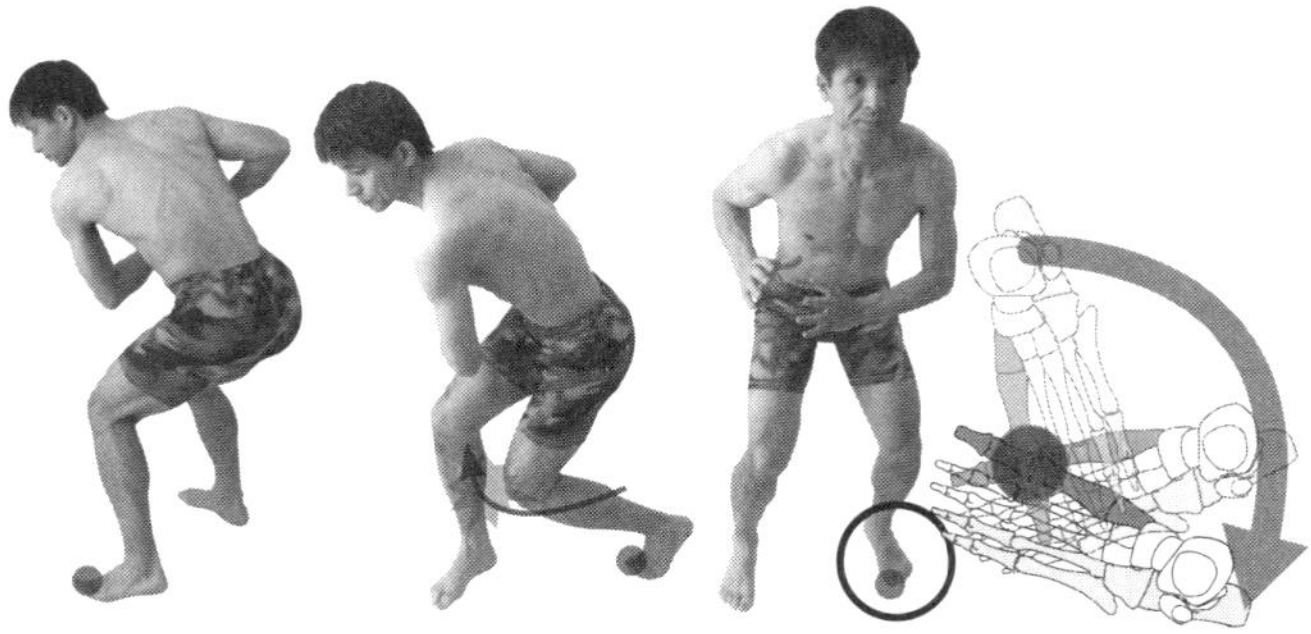

趾を効かせたターンの練習

実際のエクササイズでは椅子や壁などで体を支え重心線で体の前に円を描きます。ここでは分かりやすいようにシルエットで動きを示しています股関節を上体の重さからフリーにした状態で（1)。ゆっくり足の外側を小指側へ円を描くように移動させ（2)、そのまま体の前を通し（3）今度は反対側の趾を通して行きます（4)。左右両方を行いましょう。

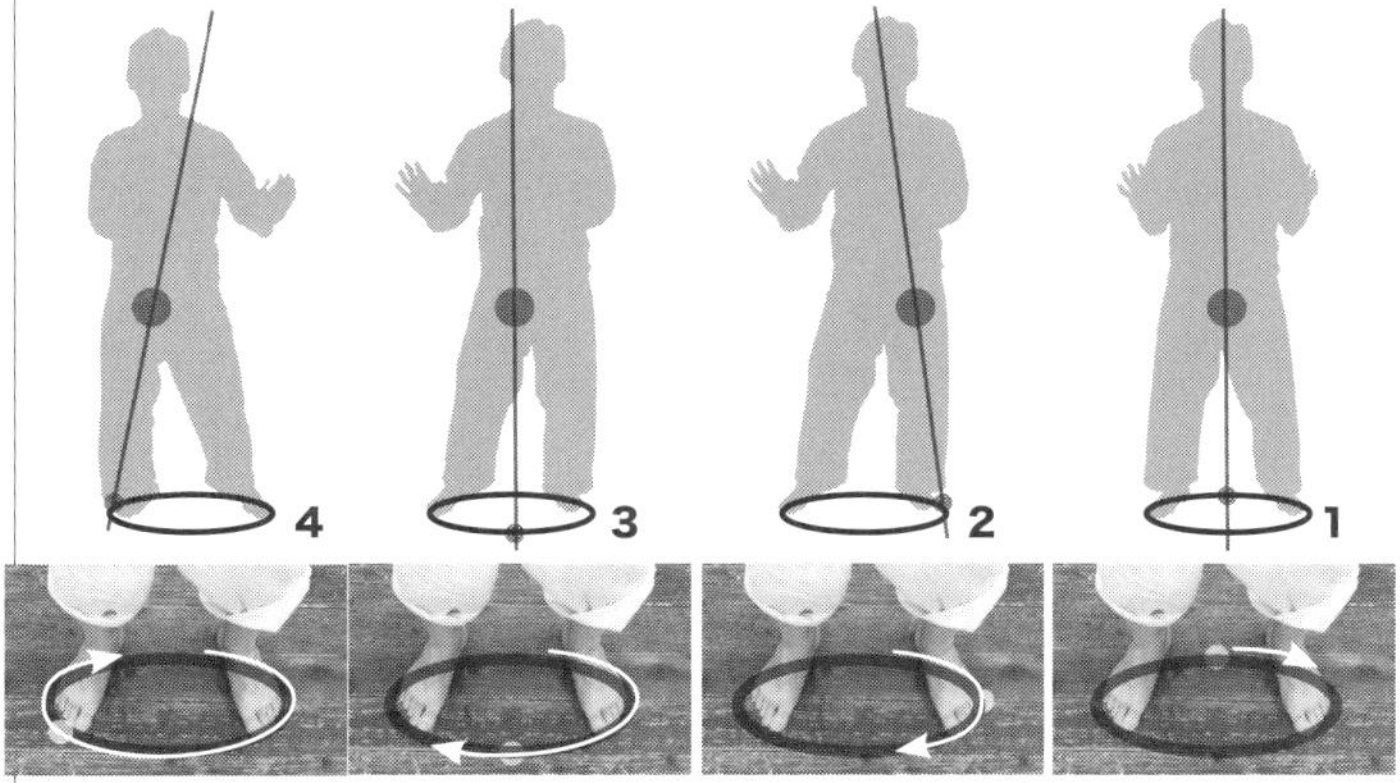

左側へ動くところを上から見たものです。足の間を通す時に踵重心にならないように注意しましょう。

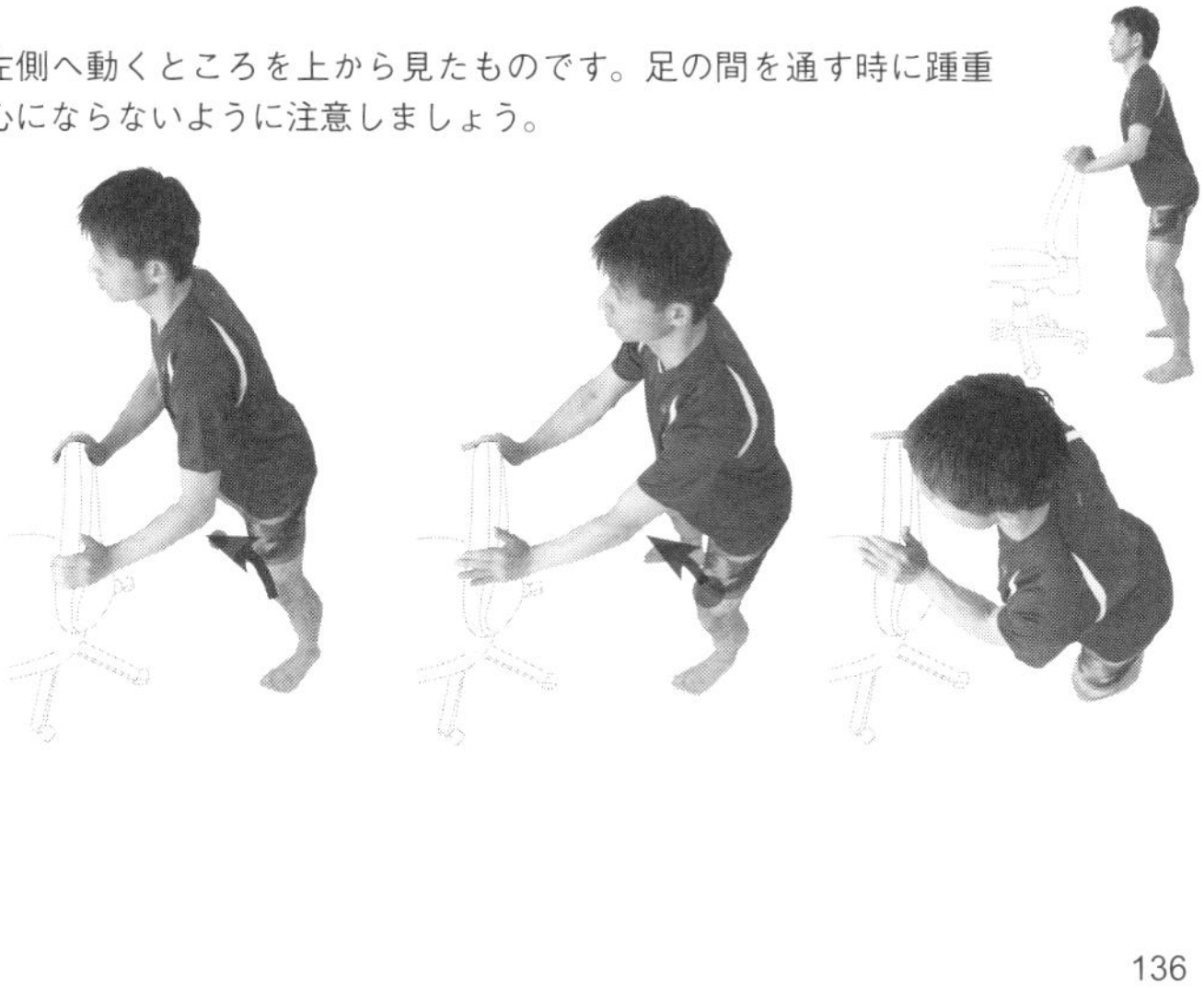

牧神の蹄

牧神の蹄は私が開発した趾トレーニングブロックです。つい器用な親指で握りたくなりますが、小指側から握るのが大事です。使うことによって趾が利き始め足のアーチ構造の回復に効果があります。（販売元、株式会社 MATAWARI JAPAN）

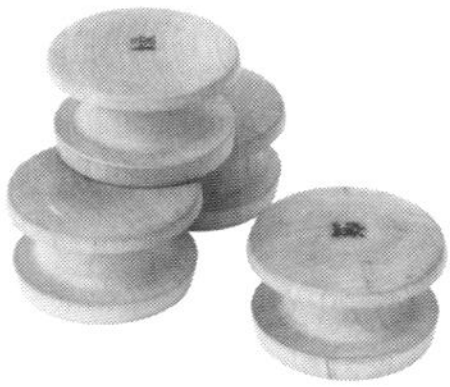

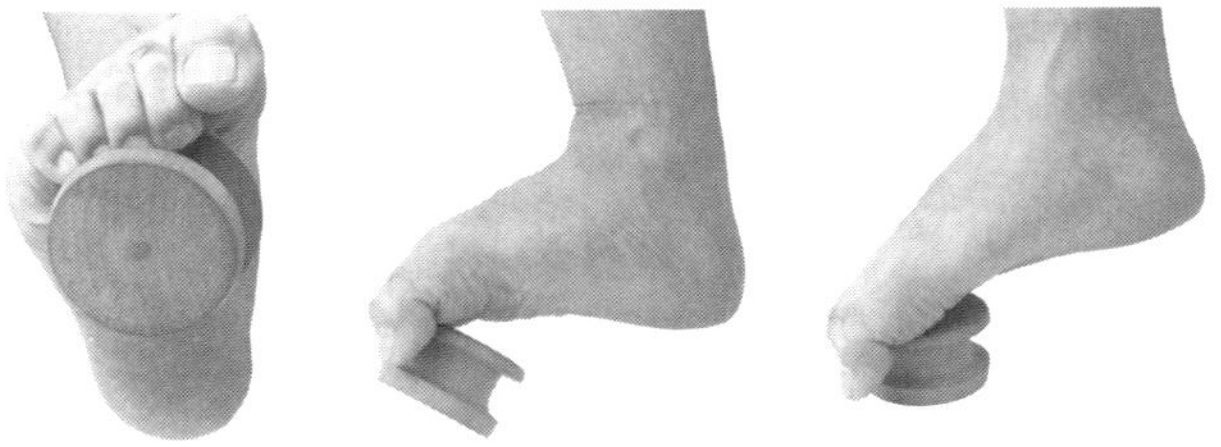

基本的な使い方は摘み上げる（1・2）、次に積み降ろす（3・4）、乗り歩く（5～7）といった具合です。上手になると乗ったまま走れる人もいます。

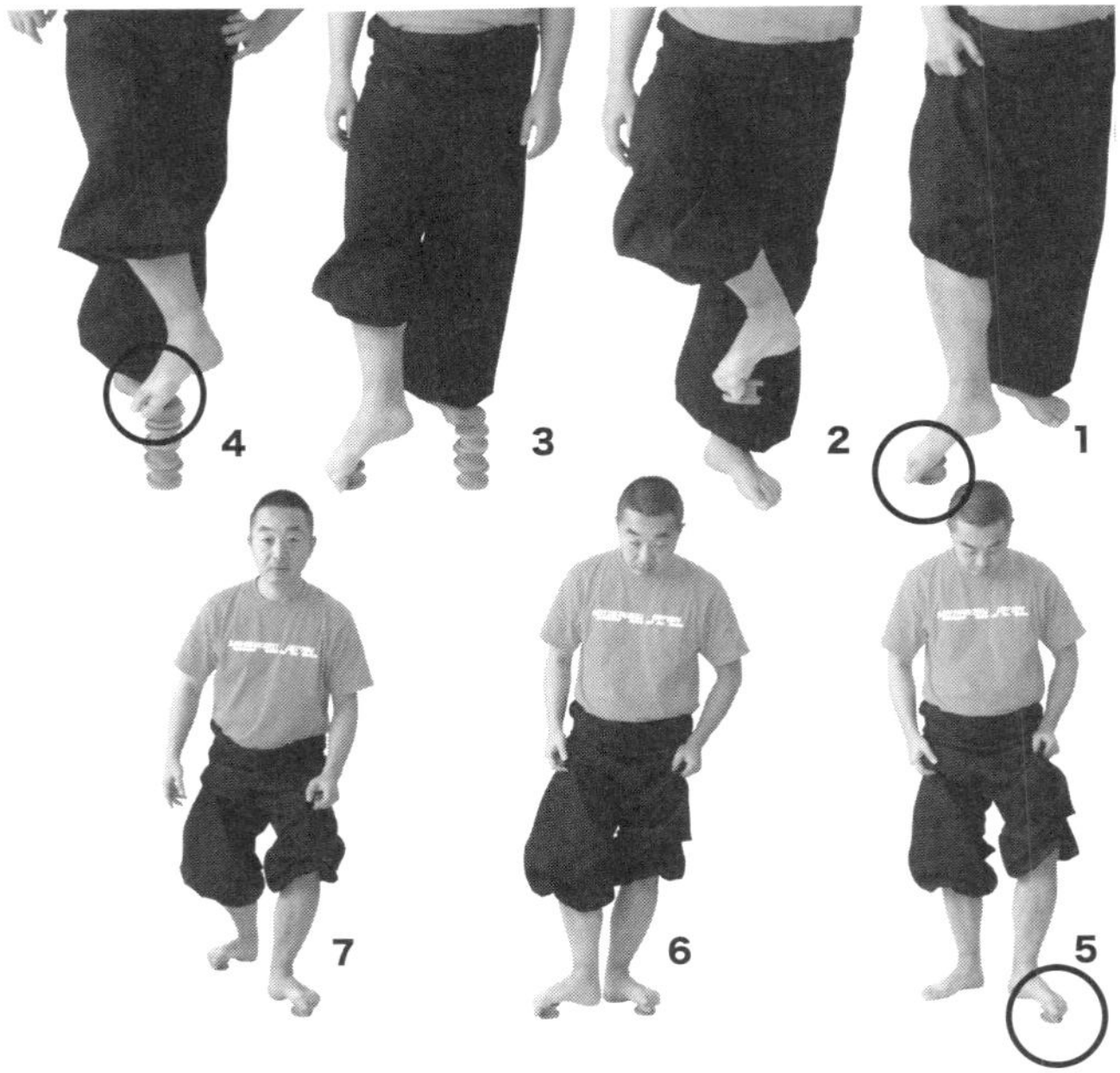

MATAWARI JAPAN 連絡先● http://www.eni4.net/blog3/

趾エクササイズの目的

ここまでエクササイズをしてきた方の中には、せっかく趾を鍛えるのだからピアノを弾けるような器用な趾を目指すのかと思われていた方もいらっしゃったかもしれませんが、私の目的は体の構造を整え、歩く、走るといった日常動作をスムーズに行えることが第一目標ですので、そうした〝特殊技能〟は二の次です（笑）。まずは眠らせたままにしてきた趾を徹底的にリハビリし、その機能を取り戻すのがここまでのエクササイズの目的です。

次の章で登場する〝ゆっくり走り〟では、ここまで力を込めて行ってきた趾＝末端の力は軽めにして、趾と体幹との連動性を養っていきます。

つまりここまでは、

・まず趾が意識出来るようになる

・足底筋を収縮しＭＰ関節から趾を屈曲（握り込み）が出来るようになる

・股関節を上体の重さからフリーにする

でしたが、今度は、

- **末端を軽く、最低限の力で接地する**
- **重心移動で軽やかに動く**

へと、趾が利き足裏のアーチ構造を生かして、軽やかに歩き、動けるようにリハビリ＆トレーニングしていくわけです。

末端を軽く体幹と連動させる

陸上競技、ジョギング、野球、バスケ、サッカー、卓球、武術、格闘技……と、それがなんであれ上手な人の動きに共通するのは〝軽やかなステップ〟です。例えばボルト選手は身長196センチで体重は90キロを超える巨漢ですがその足取りは軽やかですし、細身に見えるイチロー選手でも身長は180センチ、体重は約77キロあると言いますが、フットワークはご存じの通り軽く飛ぶようです。

なぜ彼らはそうした足の使い方が出来るのでしょう？　その理由は足の末端に余計な力を入れていないからです。

ここまで書いてきたようにスムーズに動くためには、重心の移動に足がついていくのが理想です。ところがその足の末端＝趾に力が入り過ぎていると、地面との接地の衝撃をまともに受けてしまううえ、末端の緊張は足首、膝、股関節、体幹へと伝わり重心がスムーズに移動することを邪魔します。ですから末端はあくまでも軽く、ソフトに使うことが大事なのです。

「じゃあ、どうしてここまで趾を握り込むトレーニングをさせたの？」

と思われる方もいらっしゃるかも知れませんが、〝軽く〟と〝意識が無い〟のとは全然違います。大事なことは趾に意識がしっかり通った〝趾が目覚めた〟状態で軽く使われていることです。だからこそ重心がスムーズに動き足が出るわけです。そのためにはまず趾を握り込み、意識を通し、その上で今度は次の章で紹介する〝ゆっくり走り〟を行うことで、趾を利かせて軽く動くことを体に馴染ませていきたいと思います。

簡単に出来る！

簡易型「牧神の蹄」の作り方！

ここでは趾のエクササイズに最適な「牧神の蹄」の簡易版の作り方をご紹介しておきます。材料はホームセンターなどで手に入る「黒セルスポンジ」という名前の円形のスポンジだけあれば簡単に出来ますので興味をお持ちの方は是非試してみて下さい。

ただし木製の「牧神の蹄」とは違いこちらは乗って使うことは出来ませんのでご注意下さい。

材料● A「黒セルスポンジ 20 × 50 パイ」
（高さ 20 ミリ、直径 50 ミリ）

B「黒セルスポンジ 10 × 70 パイ」
（高さ 20 ミリ、直径 50 ミリ）

作り方●

①材料 A（黒セルスポンジ 20 × 50）の片面にスポンジ用の接着剤を塗ります。

②材料 A を材料 B（黒セルスポンジ 10 × 70）に貼り付けます。この時、二つの中心が重なるように注意しましょう。

③しっかり張り付けば完成！

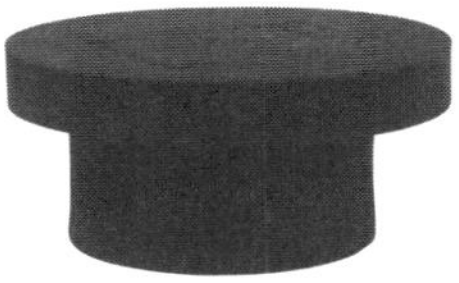

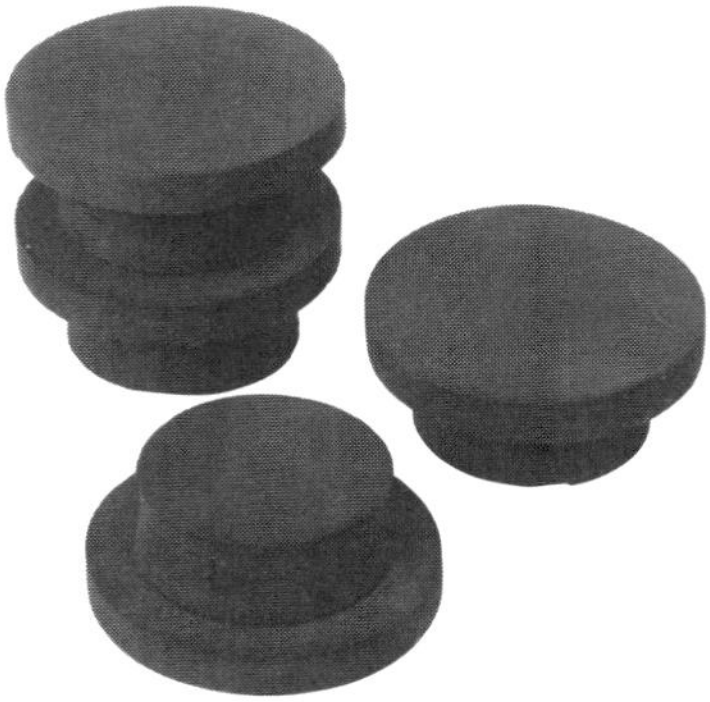

使用方法は 135 頁に紹介しているように、趾で摘みあげる他、積み降ろしなどが出来ますので、丁寧に趾を養って下さい。

※くれぐれも乗らないようにして下さい！

◎第5章

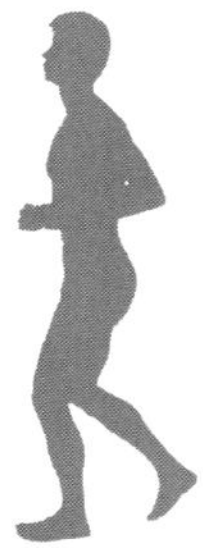

ゆっくり走りの全て

股関節を活性化して
自分の中の"ローギア"を見つけよう!

趾と筋肉の関係

この章からは本書のもう一つのテーマ〝ゆっくり走り〟です。

〝ゆっくり走り〟については、私の初めての本『「骨盤おこし」で体が目覚める』（春秋社刊）でも特別収録というかたちで触れましたが、講座を続けるなかで私自身、〝趾〟とこの〝ゆっくり走り〟の重要性を改めて感じ、現在では「割りメソッド講座（骨盤おこし講座）」とは別に「趾」だけの講座を行い、トレーニング会ではまず最初にゆっくり走りを30分行うようにしています。その結果、受講者の方からも「より骨盤おこしが分かった」「股関節の感じが全然違う」「ゆっくり走りで体が変わった」という感想を頂いています。

そうしたこともあり本書では新たな発見や新情報を含めこの〝ゆっくり走り〟を改めて徹底的に掘り下げて紹介したいと思います。

〝ゆっくり走り〟は自分の中にローギアを探す作業

ミッション車をお乗りになる方なら分かると思いますが、ギアには一番下のローからセカンド、サード、……トップと何段階かギアがあり、ギアが進むほどに速度は加速していきます。これを私達の体に当てはめると、アスリートはもちろん多くの人が最速の走りを可能にしてくれるトップギアを目指し、このギアの性能を限りなく発揮出来るように肉体改造はもちろん、シューズやトレーニングなど様々なことを行うわけです。

その一方で、私達の体には最も遅い〝ローギア〟もあります。

私は期せずして右足を怪我したことを切っ掛けに、自分の体の中にあるこの〝ローギア〟を見つけることになり、その経験から感じたのは、

「最も遅い走りの延長に、最速があるのではないか？」

ということです。

私は走ることの専門家ではありませんので、〝速く走るためのテクニック〟について語ることは出来ません。ですが、自分自身のリハビリ経験や治療士としての立場から〝最も遅い走り〟を指導することは出来ます。

それは１秒間に２歩、１分間で１２０歩、10分間で１２００歩、20分間で２４００歩、

そして30分間で3600歩という、歩いているお年寄りにすらどんどん追い抜かれていくスピードでリズムを一定に保ちながら走る方法です。

けれどもこの〝ゆっくり走り〟を正確に行うことで、自分自身の骨格構造を最良のポジションに整え、僅かな体幹の移動で重心が移動して走るという最も効率の良く、無駄の無い走り方を可能にする最初の〝ローギア〟を体に刻みつけることが出来るのです。一旦このローギアを身につければ、その先にあるセカンド、サード、トップのギアも変わり、これまでの走りや動きとはまったく違う世界が拡がると確信しています。

カラダのアクセルとブレーキ

前章でご紹介した趾の機能のお話で、〝小指はアクセル、親指はブレーキ〟と書きましたが、これは脚の筋肉とも連動しています。親指は脚の太ももの前面にある大腿四頭筋に繋がっています。この大腿四頭筋はブレーキ筋とも言われる筋肉で、親指が働くと大腿四頭筋が収縮し、脚を動かす股関節にブレーキを掛けるのです。実際に親指に体重を掛けると太ももが固くなるので試してみるとよく分かります。こう書くとなんだか親指と大腿四頭筋が悪いように思われるかもしれませんが、決してそうではありません。親指も大腿四頭筋も動きを止めるという大事な役割を担っているわけで、この働きが無ければブレーキの効かない車を運転するようなもので私達は大変困ってしまいます。

逆にアクセルである小指はどうでしょう。

親指が筋肉と連動してブレーキの働きをするのに対して、アクセルの小指は脚の筋肉に作用しするわけではありません。むしろ筋肉を必要以上に〝働かせない〟ことがポイントです。「筋肉を働かせずにどうして動けるの？」とお思いの方、ここで先ほどまでの構造のお話を思い出してください。趾から積み上げられた構造が正しければ、骨を支える筋肉が自動的に働き、重心の移動に伴って脚が自然に踏み出されるのです。

ですから小指自体を使うわけではなく、小指に重心が抜けていく〝通り道〟というイメージです。もちろんあくまでも重心はお腹辺りから前方に移動しますから、重心が小指を抜けていくわけではありませんが、こうしたイメージを持つことで体幹が先に進んで小指の頭が地面に接地するフラット接地の動きが行いやすくなります。大事なことはここまで書いてきた通り筋肉を〝使う〟のではなく自然に〝働かせる〟ことです。ですから小指の役割は重心がスムーズに動くことを筋肉が邪魔せず、自然に働かせることにあるわけです。

ウォーミングアップに最適な〝ゆっくり走り〟

〝ゆっくり走り〟の利点は大きく二つあります。

一つ目は、この〝ゆっくり走り〟が、ランニングやマラソンをする人はもちろんですが、あらゆるスポーツを含む、〝体を動かすこと〟を行う時に有効なウォーミングアップになることです。

通常ウォーミングアップというと体を伸ばすストレッチを思い浮かべる人が多いと思いますが、私自身は体を無理矢理伸ばすようなストレッチに疑問を持っています。特に問題なのはこうしたストレッチが静止した状態で行われることです。陸上競技にしろ球技や格闘技にしろほとんどの運動は、走る、歩くといった移動することが含まれています。であるのならウォーミングアップもまた、歩く、走るといった移動の要素を含んだ方が実際の一般的なストレッチは静止した状態で体を伸ばすものがほとんどです。特に無理やり伸ばしている方も多く、かえって悪影響を与えていることも多いようです。

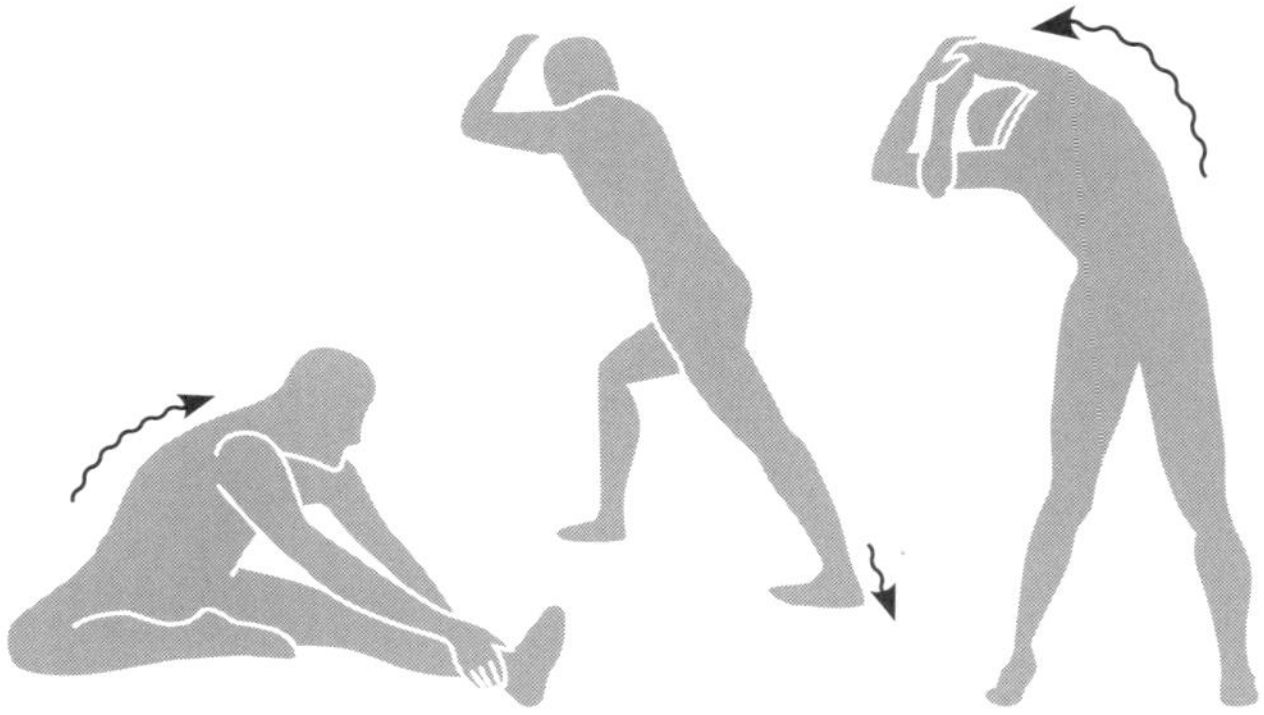

運動に近く、股関節を中心に体を暖められ〝動く体〟に必要な体の構造を整えることが出来るからです。

また一般によく行われているストレッチについて言えば、筋肉を伸展させる情報を入れることに意識を置きすぎているのも問題でしょう。第二章の足裏のアーチの際にも説明しましたが、筋肉は適度に緩んでいることで力が出せるものです。逆に伸ばしきってしまうと生理的な伸張反射、つまり無意識で行われる瞬発的な動きやキレのある動きも失われてしまい、結果的に本来目的であった運動に悪影響を与えてしまうわけです。

いつでも動く体になる

もう一つの理由は第一章でも書いた通り私達人間が本来持っていた、移動する体、動く体になるメソッドがこの〝ゆっくり走り〟に集約されているからです。

ここまで書いてきたとおり趾は体の土台であり、この眠った趾を目覚めさせることでこれまでの〝筋肉の力で立ち動く〟ことから〝骨構造で立ち、重心移動で動く〟ことを身につけるのが本書の目的です。そのためここまでのエクササイズでも、趾を利かせ、上体の重さを股関節から外し、フリーにすることを学んで来ました。

ただそうしたエクササイズをいくら行っても、実際に動けなければ意味はありません。そしてここが難しいのですが、多くの人が動いた途端に、折角ここまで学んできた体の構造をあっという間に失ってしまうことです。

その理由は様々ですが、最も大きいのは体の〝癖〟でしょう。

日常で行っている動作、特に〝歩く〟ことは最も基本的なことだけに、今まで身についた癖、歩幅や脚の感覚、なにより一番は、〝後ろ重心の動き〟から、〝前重心の動き〟に変わるのはかなり難しいことです。

このゆっくり走りは、出来るだけそうした体の癖の影響を受けないように、様々な決まり事を守って極くゆっくり行います。そうした意味では空手や剣術など、武道で行われる〝型稽古〟に近いと言えるでしょう。慣れないうちは窮屈に感じるかも知れませんが、少しずつ行ううちに重心の移動で動ける、疲れない体を手に入れることが出来る道だと考えています。

こう書いている私自身、まだまだこの〝ゆっくり走り〟を学ぶ一人ですので、この本を機会に皆さんと一緒に学び、実践していきたいと思っています。

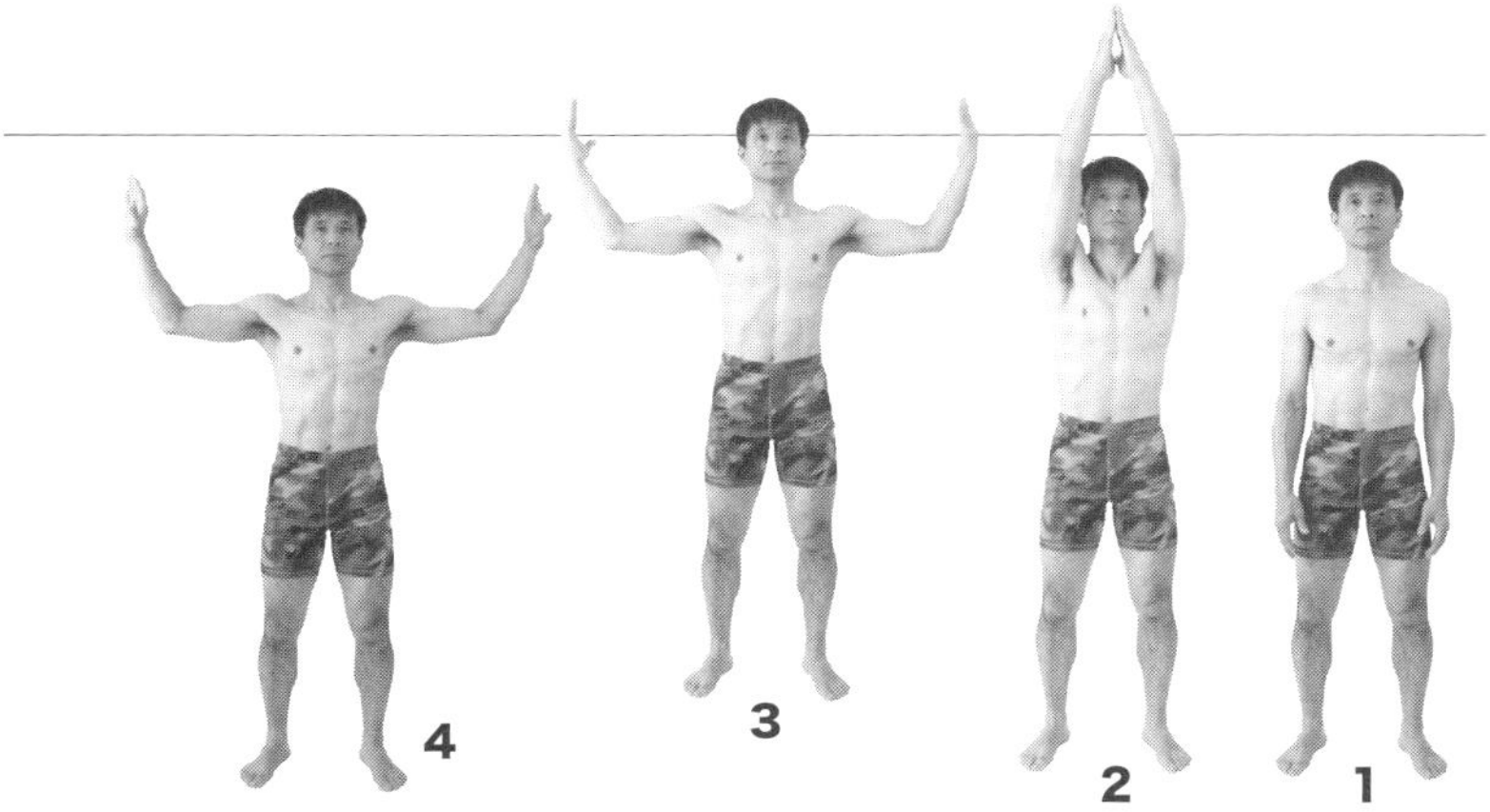

構造動作基本のポーズ

肩幅に足を開いた姿勢から（1）両手を斜め上前で合わせます（2）。手のひらを内に向け、肘を曲げながら腕を広げます（4）。決まったところで手のひらを外へ向けます（4）。体の中心に力をまとめる意識で行います。

ゆっくり走りを始めよう！

1、構造動作基本のポーズで体幹を整える

それでは〝ゆっくり走り〟の説明に入りましょう。

まず最初に走り出す前に行うのは、全身を束ねる〝構造動作基本ポーズ〟※です。一見するとお相撲の土俵入りのような動きですが、この動きを行うことで無理なく脇が締まるとともに腕の位置が決まり、背中や肩から余計な力が抜け、骨盤が前傾し、腹圧の掛かったポジションに決まります。腕は上腕二頭筋

※構造動作とは中村氏が提唱する身体論理体系の名称です。

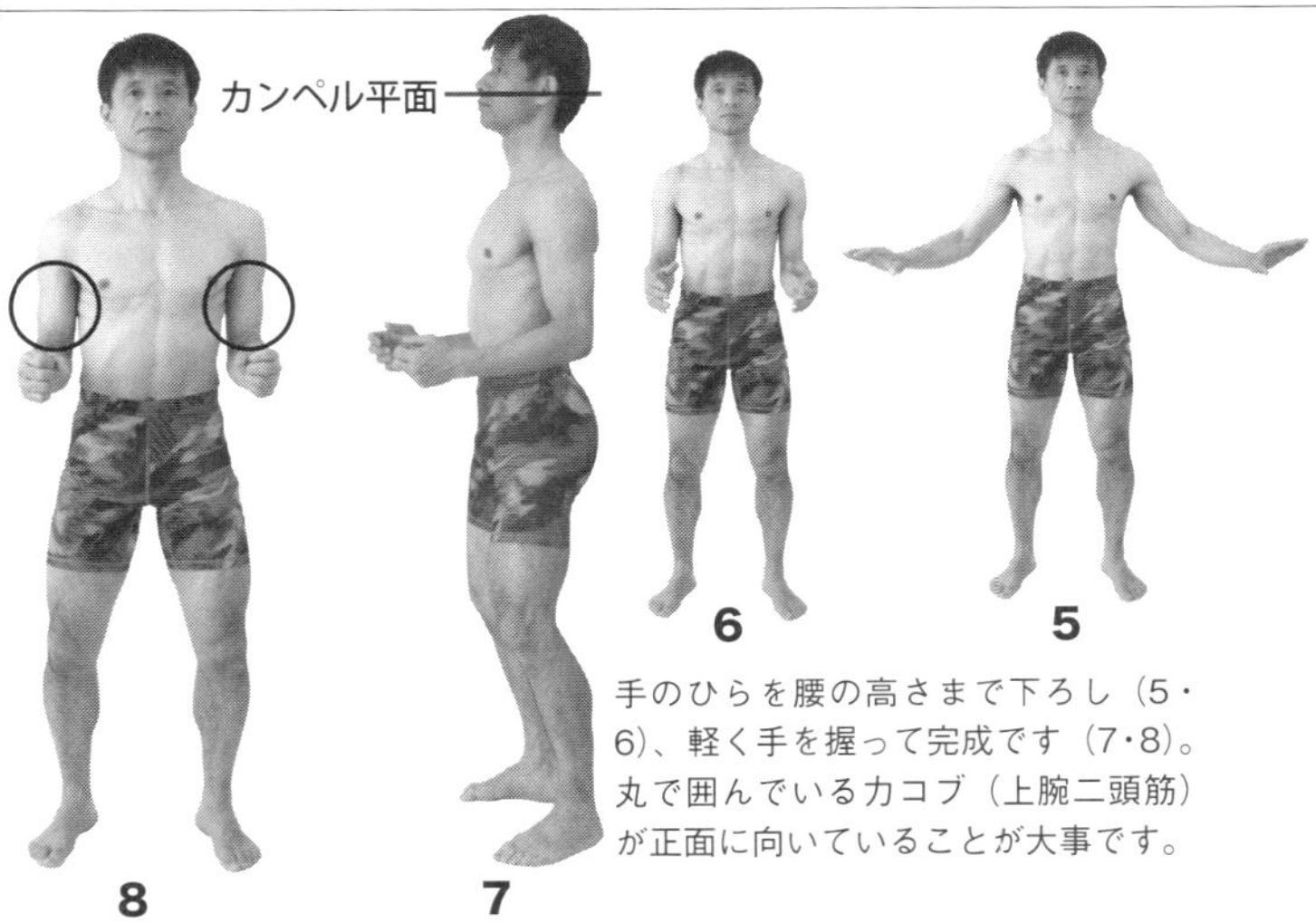

手のひらを腰の高さまで下ろし（5・6）、軽く手を握って完成です（7・8）。丸で囲んでいる力コブ（上腕二頭筋）が正面に向いていることが大事です。

が正面を向いているのが正しい姿勢です。

脚はもちろん趾に意識を向けアーチ構造をキープしますが、地面を噛むような力は必要ありません。小指の頭が地面に接地している感覚があればオーケーです。脚の幅は股関節の幅に開き、つま先がやや外に向きます。この股関節幅は走り出しても変わりません。

頭は鼻の下と耳の穴を結ぶ〝カンペル平面〟が地面に対して水平になっていることが大事です。（カンペル平面については１６１頁以降で詳しく解説します）

一番大事なことはここまで行ってきた、趾の感覚と足裏のアーチからなる前重心のポジションと重心が前にあることです。これが無

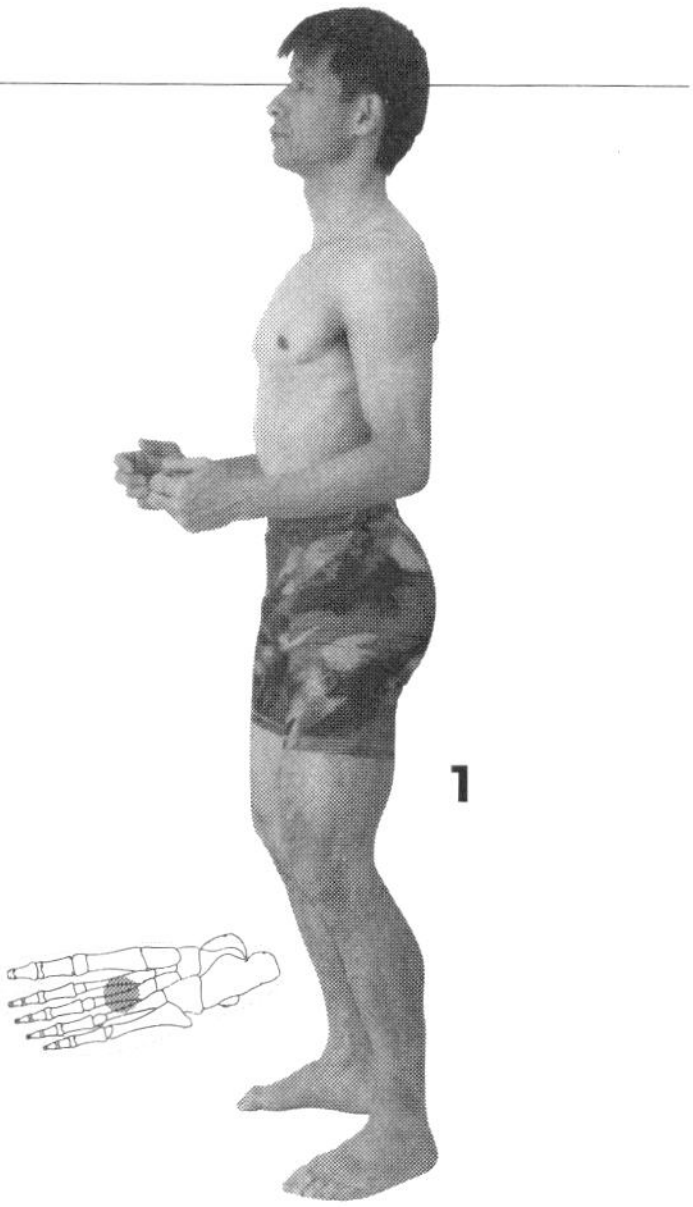

1

前重心を忘れない！

最初のうちは動き出すとすぐに前重心の感覚を忘れてしまいますので椅子や壁を使って前重心の感覚を確認すると良いでしょう。

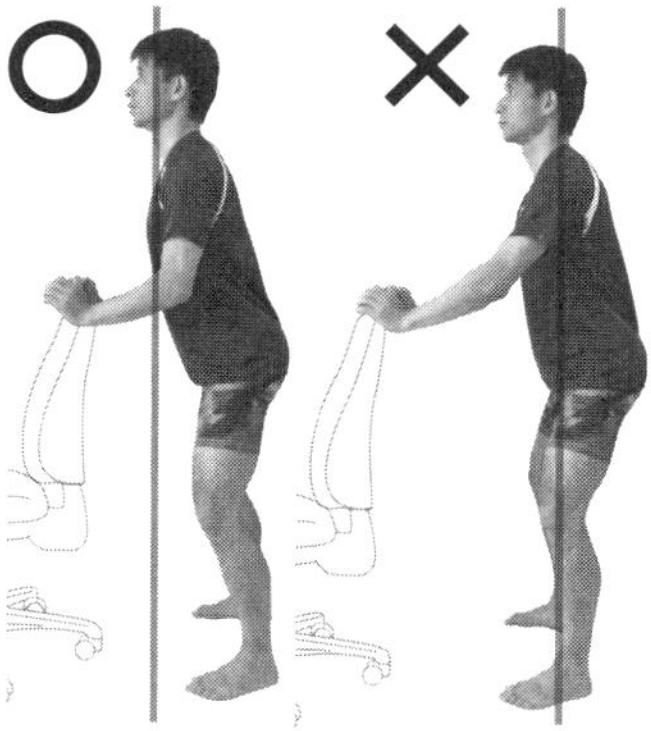

く後ろ重心のままでは結局地面を蹴って動かなければならず、これまでのエクササイズが水の泡になってしまいます。

2、最初の動きだしは「重心」と「小指の頭」

〝ゆっくり走り〟で大事なのはここまで書いてきたように重心の移動で動くことです。ですからまず最初の一歩で地面を蹴って動き出してしまわないように注意が必要です。

ここで思い出して欲しいのが壁や椅子などに手を着いて行ったエクササイズです。

ゆっくり走り開始！

胸を斜め上前方にせり出すようにして上体の重さを前に移動させます（1 ～ 3）。この時、趾の小指側を重心が通る感じです。親指にしてしまうと踏ん張ってブレーキが掛かってしまいます（4）。

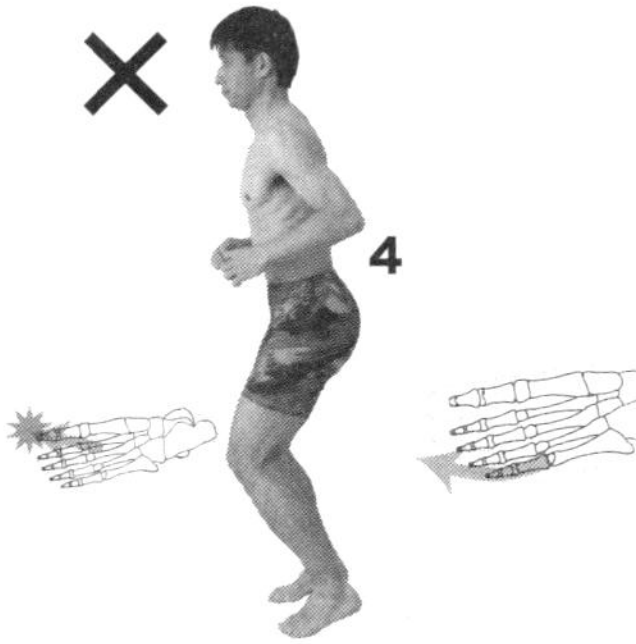

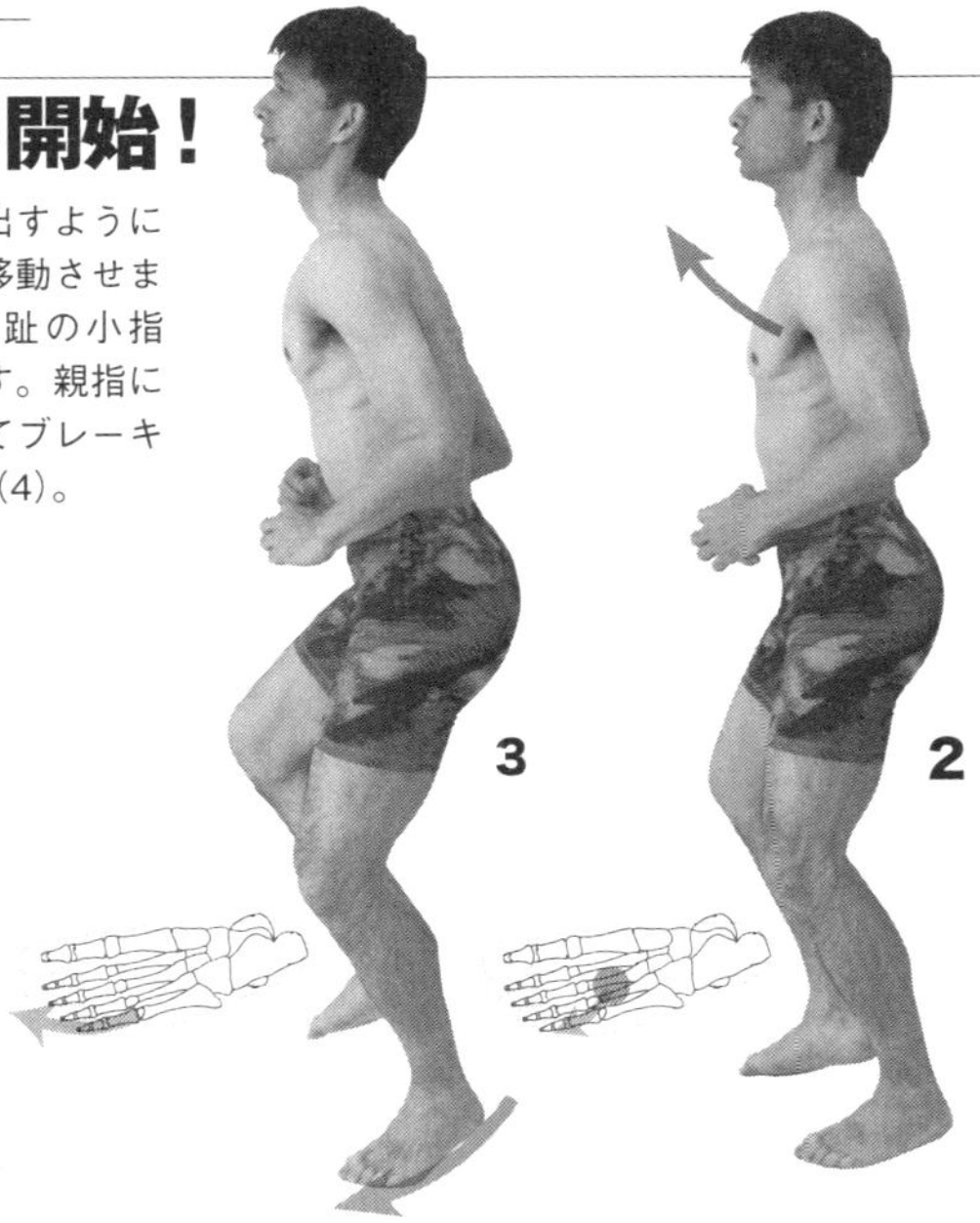

どれも股関節を上体の重さからフリーにするものでしたが、ここでも同じことを行います。違うのは壁や椅子が無く、そのままでは前に倒れてしまうということです。意識としては胸を斜め前上に出す感じです。

思わずブレーキ役の親指に力が入ってしまいそうになるでしょうが、ここで意識するのは小指です。と言っても小指に力を入れるわけではなく、〝小指の頭〟に意識を向けて、そこへ重心が通っていくように体が前に向かいます。左右どちらの脚でも構わないのですが、ここでは仮に左脚の小指として説明を続けていきます。

重心移動でフラット接地で進む

左脚の小指を通って重心が前に進むことで自然に右脚が出ます（1・2）。趾がしっかり利き、重心移動がスムーズであれば自動的に左脚が出ます。これがゆっくり走りです（3,4）。

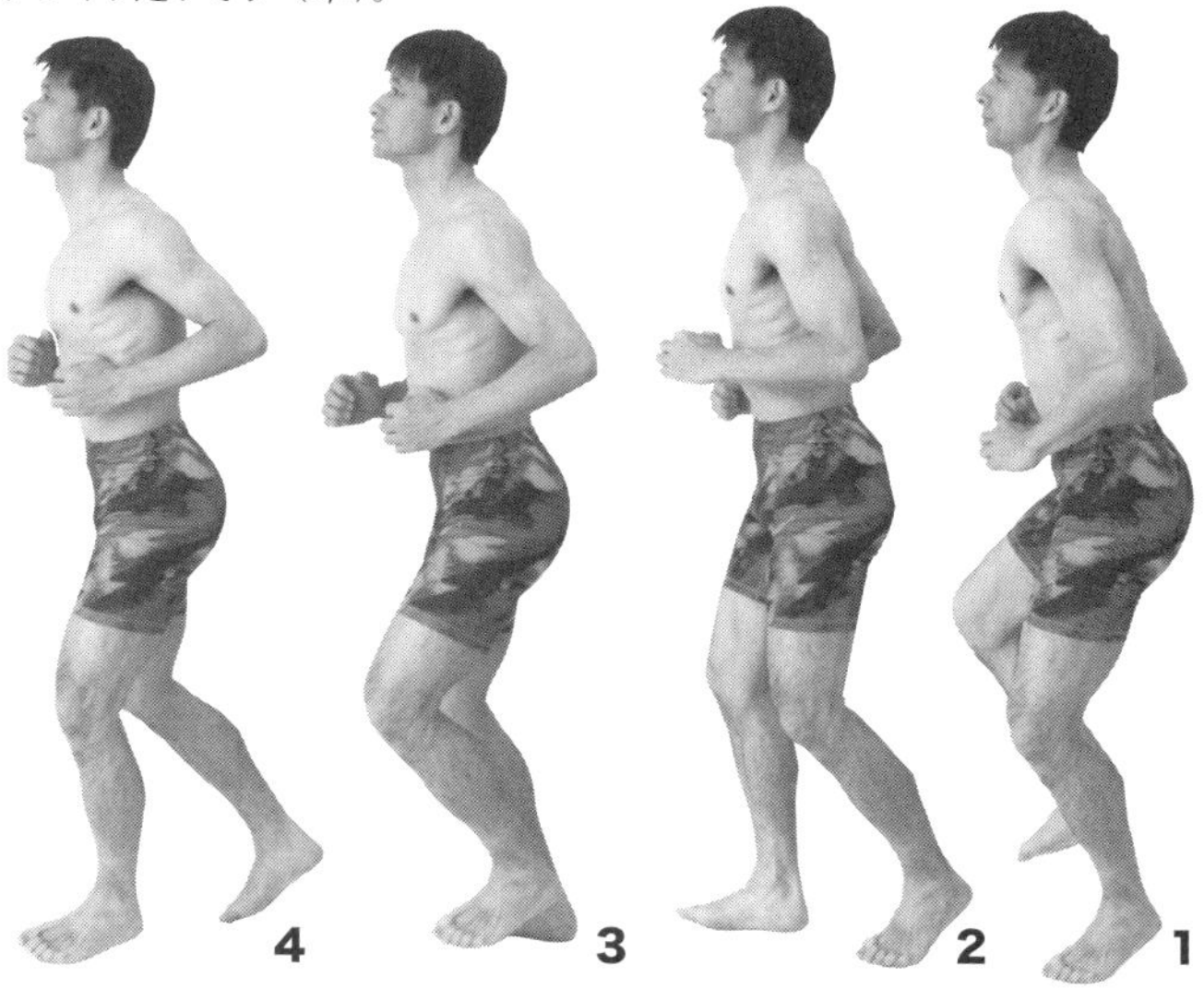

4　3　2　1

3、フラット接地で脚を出す

重心が前方に移動するとともに体幹が前方に移動します。その体幹を左脚が支え前に進むにつれて右脚が出ます。ここまでまだ脚が出ていないのでびっくりしている方もいらっしゃるかもしれませんね（笑）。でも何度も書いてきたように、この重心の移動で前に倒れるのを防ぐように右脚が出るのが理想です。ただこの時注意して欲しいのが

アーチを生かしたフラット接地が理想

接地にはフォアフット＝つま先接地（1）、フラットフット＝足裏全体接地（2）、ヒールコンタクト＝踵接地（3）の三種類がありますが、足裏のアーチを生かしたフラットフットを理想だと考えています。

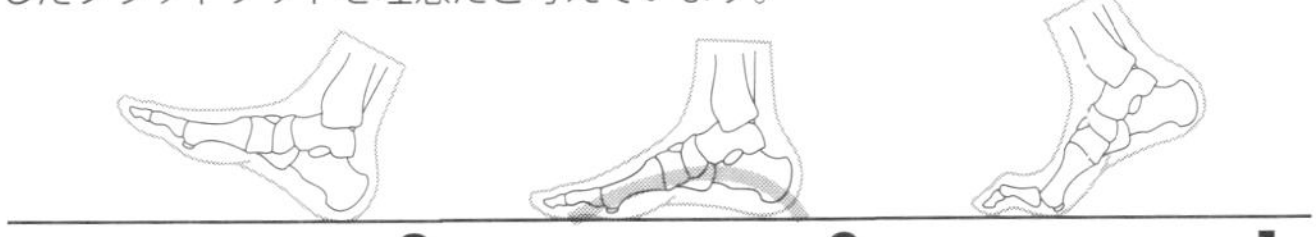

3　2　1

フラット接地と聞くと、厳密に足裏全部を一度に着けようと神経質になる方もいますが、実際には下の連続写真のようにやや小指側が先に接地しているのが分かります。あまり神経質にならず小指の頭を意識して行えばOKです。

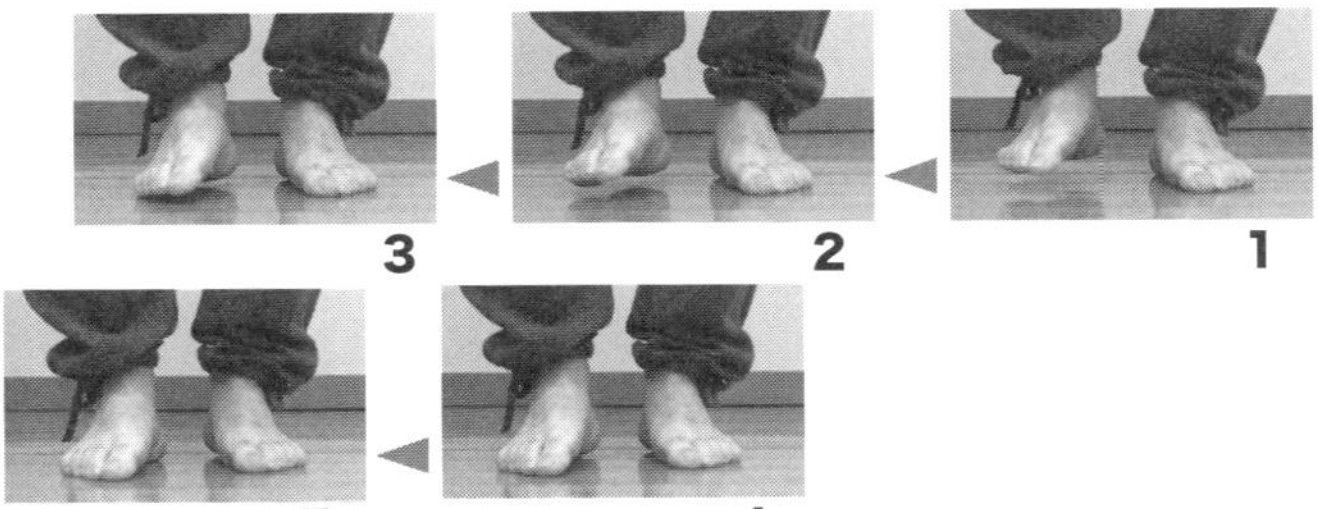

3　2　1
5　4

足をフラット接地で出すことです。次は当然左脚を進めるのですが、これも上体が先にあり重心が前方へ移動するとともに体幹が前方に移動します。その体幹を右脚が支え前に進むにつれて左脚が出ることが大事です。

脚をどう地面に置くのかもフォアフット（つま先接地）、フラットフット（足裏全体接地）、ヒールコンタクト（踵着地）という3種類がありますが、私はこのなかではフラットフットで接地するのが良いと考えています。この時あまり「踵から小指」というふうに順番を付けず、〝小指の頭〟を意識して趾が効いたアーチ構造でそっと地面に置いていくのが理想です。また足は高く上げる必要はありません。小さく足踏みをするような感覚で、足首程度の高さに持ち上げれば充分です。踏み出しもごく僅かに、足の縦幅以内で行います。端から見る限りその場で足踏みをしているようにしか見えないぐらいで充分です。

このフラット接地を見事に行っているのが、『ＢＯＲＮ ＴＯ ＲＵＮ（ボーントゥラン）』（クリストファー・マクドゥーガル著、近藤隆文訳 ＮＨＫ出版刊）に登場するタラウマラ族の人達です。彼らの走りを追ったテレビ番組（ＮＨＫ ＢＳハイビジョン「人は走るために生まれた～メキシコ山岳民族・驚異の持久力～」２０１１年放送）では、シューズを履いて走った時と裸足で走った時の足の接地の違いを比較していましたが、シューズを履いた時は踵から接地しやすく、裸足の時は爪先から足裏全体で接地がしやすいとのことでした。

これはシューズなど足を守るものが無ければ、自分の感覚を研ぎ澄ませて衝撃を和らげなければならず、その結果、足のアーチ構造を生かしたまま趾からそっと全体を接地させる走り方になるのでしょう。

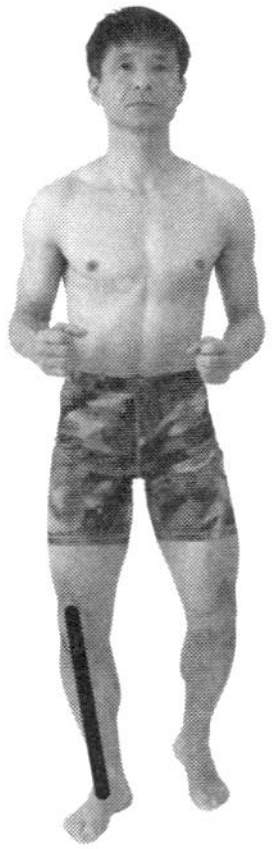

脛の角度に注意！

フラット接地に重要なのは脛が地面に対して垂直に立っていることです(1)。脛が内側に傾くプロネーション（2)、外側に傾くサピネーション（3）ではフラット接地が出来ず、骨ではなく筋肉で体を支えることになります。

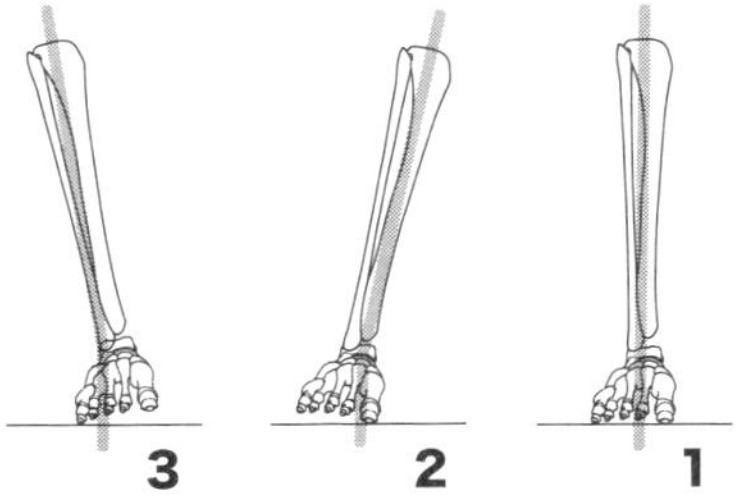

大事なのは脛の角度

このフラット接地でもう一つ大事なのが、脛の角度です。足のアーチ構造を保ってフラット接地すると脛の骨・脛骨が地面に対して垂直に立ちます。逆に母趾球加重では内側に、踵接地で後ろへ、小趾球加重では外側に傾きます。つまりフラット接地以外の場合、骨で体を支持することが出来ず、結局筋力の頑張りに任せるしかないわけです。

この脛骨を垂直に立てた時の強度は大変なもので、普通の主婦でも私（体重80キロ）を楽々支えられる程です。逆に言えばこの骨を使えないと、どれだけの負担が筋肉に掛かるのかがよく分かります。

また、マラソンやジョギングなど長距離・長時間を走ったり、他のスポーツでも激しく動かれる方はなおさら注意が必要です。脛骨を傾けて使っているうちに、骨の同じ場所に圧力が加わり疲労骨折を起こしやすくなるからです

戦時中は軍隊が隊列を組んで長距離を行進・移動するため行軍骨折という中足骨疲労骨折が多かったそうですが、今はスポーツのトレーニングでも疲労骨折が発生する時代です。そうした怪我の予防のためにもフラット接地で脛骨を立てるべきでしょう。

4、ゆっくり進む

もう一つ大事なことは早くならないことです。実はこの〝ゆっくり走る〟ことが肉体的にも気持ちの面でも難しいのです。大体、1秒に1~2歩の程度を目安にすると良いでしょう。また踏み出しも先ほど描いたように極小さくてオーケーです。通常のランニングやウォーキングのようにストライド（歩幅）を大きくするのではなく、脚はあまり前に出さず、自分の股関節の下で足踏みをしているような感じで、小刻みで良いということです。

これも先ほど書いたタラウマラ族と同じです。彼らは「一歩で行くか、二歩で行くかで

一歩で行くか二歩で行くかに迷ったら三歩で行く！

ゆっくり走りで意外に難しいのは「ゆっくり」行くことです。重心の移動を感じながらゆっくり自分の脚が出て体が前に進むのをじっくり感じて下さい。迷った時はより小さい歩幅で「小指の頭」を意識してゆっくり走りましょう。

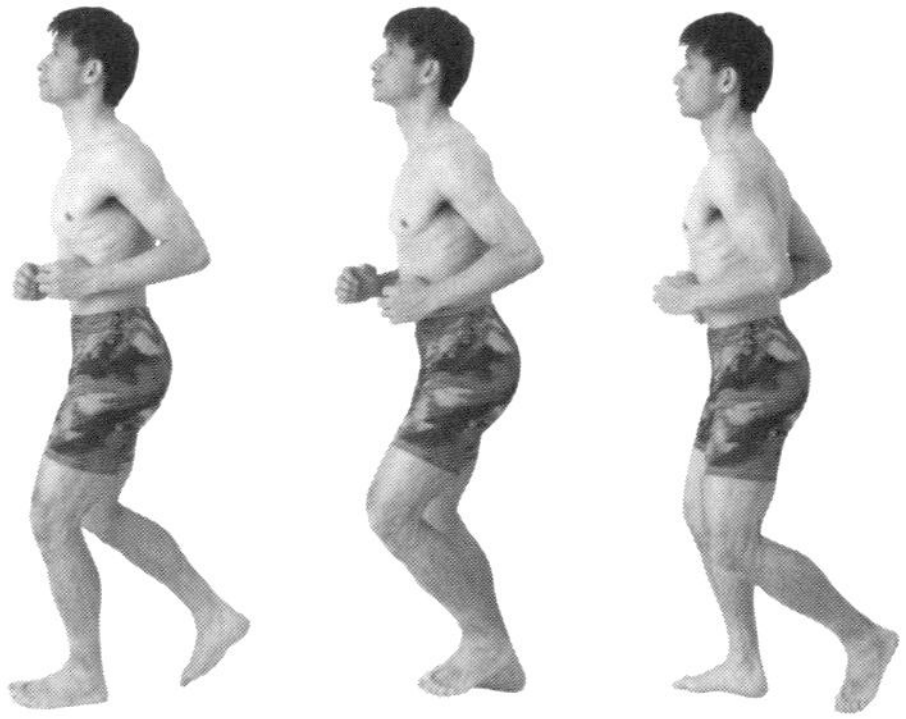

迷ったら三歩で行け」と言うそうですが、そうした走り方が重心の移動に脚がついてくるフラット接地で疲れることなく走り続けられる秘密なのでしょう。

逆に地面を蹴り、歩幅は広くしようとすればどうしても筋力に頼ることになり、脛が垂直に立てられず筋肉はすぐに疲労してしまうわけです。

これ以降は同じことの繰り返しです。この場合は重心が前へ移動するとともに体幹が前方に移動し、その体幹を右脚が支える。更に重心が前に向かい、それにつれて左脚が出て今度は左脚で体幹を支える……というわけです。

端から見れば足踏みをしているようにも見えるでしょうが、実際に30分も行うと股関節が温かくなっていることに気がつくはずです。もちろん最初のうちはなかなか感じられないかも知れませんが、繰り返しているうちに徐々にそれまで動いていなかった股関節が動き出すのを感じるはずです。

リズムで末端は軽やかに！

またリズムも大事です。動き出しの一歩目は、とにかく軽く「トン」、二歩目も「トン」、三歩目も「トン」……3600歩目も「トン」とリズムを一定に保つことが大切です。「ドン、ドタ、ドタ」では、末端から体幹へ連動しません。衝撃を和らげること、脚をバネになるように使い、一瞬でも両足が宙に浮くことが大切です。これが私の考える歩きと走りの違いで、どんなに遅くてもゆっくり走りが〝走り〟である理由です。ですから末端を軽やかにしてゆっくり、あくまでも一定のリズムで走ることが大事です。

カンペル平面とは何か?

〝ゆっくり走り〟を行うなかで、もう一つ大事な要素が〝カンペル平面〟です。

専門用語では〝鼻棘耳孔線（びきょくじこうせん）〟と呼ばれ、簡単に言えば鼻の下から耳の穴を結んだ線のことで、これを地面に対して水平にした姿勢で行うことが大事です。

このカンペル平面を水平にして走ることで頭がぶれず、重い頭を支えるために無駄な力を使わず、上体の重さを一つのブロックとして股関節の上から外すことが出来るわけです。

実際に試すとその違いが分かるでしょう。うつむいた姿勢では頭がふらつくためバランスが取りづらく、次第に首筋が張り後ろ重心の猫背になってくるはずです。

このカンペル平面を水平にするには輪ゴムを5~6本繋げたものを両耳に掛けて鏡で確認するのがお薦めです。また、走っている最中で水平を取りたい時には、何か良い香りを嗅ぐイメージを持つのも良いでしょ

普通の輪ゴムを5～6本位繋げたもので簡単に作れます。

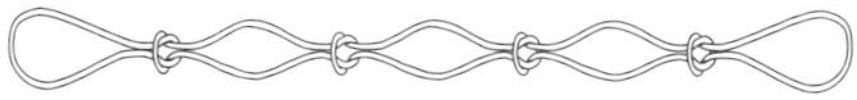

う。丁度、ソムリエがワインの味を利きわける時のようにすると、自然に顔がやや上向きになるはずです

このカンペル平面が水平になった頭の位置は、五感（視覚、聴覚、触覚、味覚、嗅覚）が働きやすくなるほか、呼吸や声を出すなどのパフォーマンスがフル活動出来る位置ですので、いつでもこのポジションを意識しておくと良いでしょう。

実際、赤ちゃんの頃の私達は、自然にこのカンペル平面が水平のポジションで重心移動をしていたはずです。ところが成長するうちにこのポジションからどんどん遠ざかってしまったわけです。またつま先立ちの姿勢で様々な動きを行うバレエの稽古を見ると、そのほとんどがこのカンペル平面を常にキープすることを目的にしていることが分かります。

バレエダンサー達はこのカンペル平面を水平にすることで骨格ポジションを美しく整え、それが人間の骨格構造の点からも動きやすいのでしょう。また陸上のボルト選手や世界のトップスプリンター達のレースを見ても頭が揺れず、中盤以降の加速とともに、鼻の下と耳の穴を結ぶカンペル平面が水平になっています。

逆に運動会などでよく見られるのが、顎を引いたり、落としてカンペル平面の水平が取

カンペル平面を整えよう

鼻の下と耳の穴を結ぶ線がカンペル平面となります。この線が地面に対して水平だと頭は揺れず、視線もブレません。逆にこの平面がとれていないと余計な力が入ってしまいます。

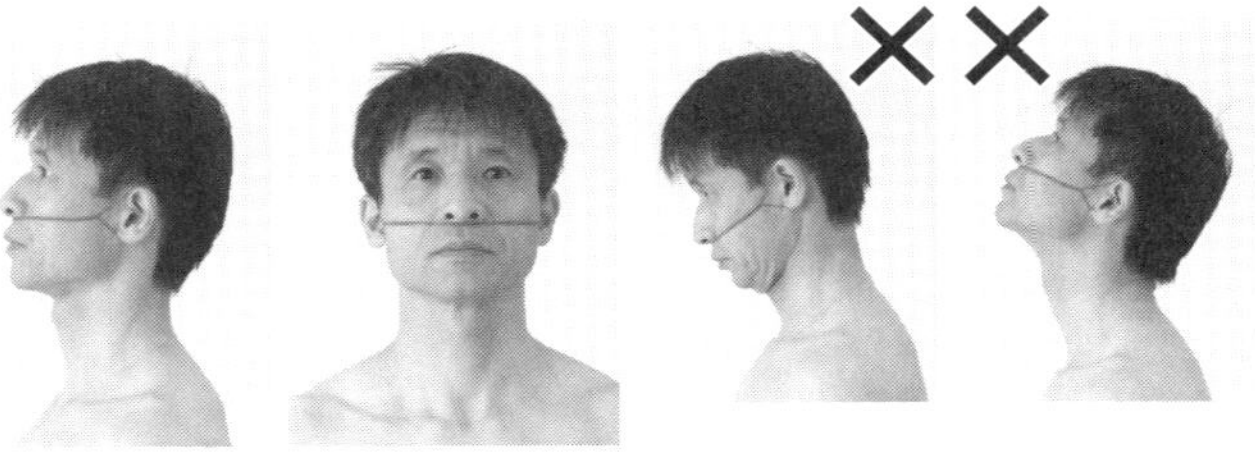

カンペル平面が整うと体全体の構造も整います。ゆっくり走りの時はもちろんですが、五感がよく働くようになりますので普段生活する中でも意識すると良いでしょう。

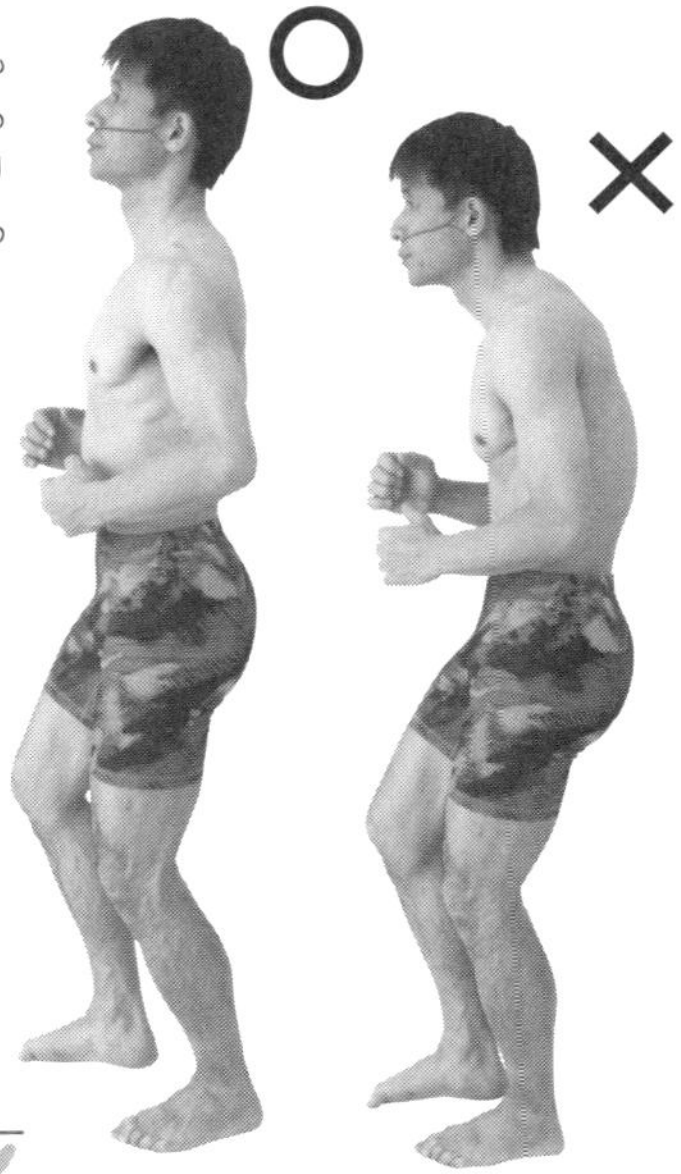

バレエダンサーもカンペル平面をキープしたまま動けるポジションを目指してトレーニングしているのです。

れていない走り方です。こうした走り方では内耳にある三半規管が揺れ機能低下するためバランスが悪く、また喉元の胸鎖乳突筋や腕を動かす胸鎖関節の動きを邪魔してしまうため、手足の連動しない走り方になってしまい、当然スピードが出るわけがありません。

体幹が先、脚は後！

繰り返しになりますが、一般的に走る、歩くといった時、〝脚から地面を蹴って動く〟というイメージを持っている方が多いと思いますが、本来の運動とは人間の重心が移動することです。お腹辺りにある重心が前方へ移動することで運動が起こるのです。ですから、このゆっくり走りも、まず体幹が先に進んで、その体幹を脚が支えるという繰り返しです。この時胸は斜め上方に進んでいく意識を持つことで、お腹辺りの重心が前方に移動するイメージでゆっくり走ります。

この体の構造を最後まで崩さないように走り終えるのが理想です。その際、体幹を崩してしまう多くの方は上腕のポジションをキープ出来ていないようです。

肘が外へ向いてしまうと体幹が崩れやすくなりますので、肘は前後に振れるよう力こぶを正面に向けておくことが大切です。

ゆっくり走りをしていると、つい走り方にだけ注意しがちですが、実はこの腕の扱いかたも大事です。力こぶ＝上腕二頭筋の働きを肘関節を曲げることだけ制限し、腕の振りは胸の胸鎖関節から振れるがままにするのがポイントです。

ゆっくり走りのチェックポイント！

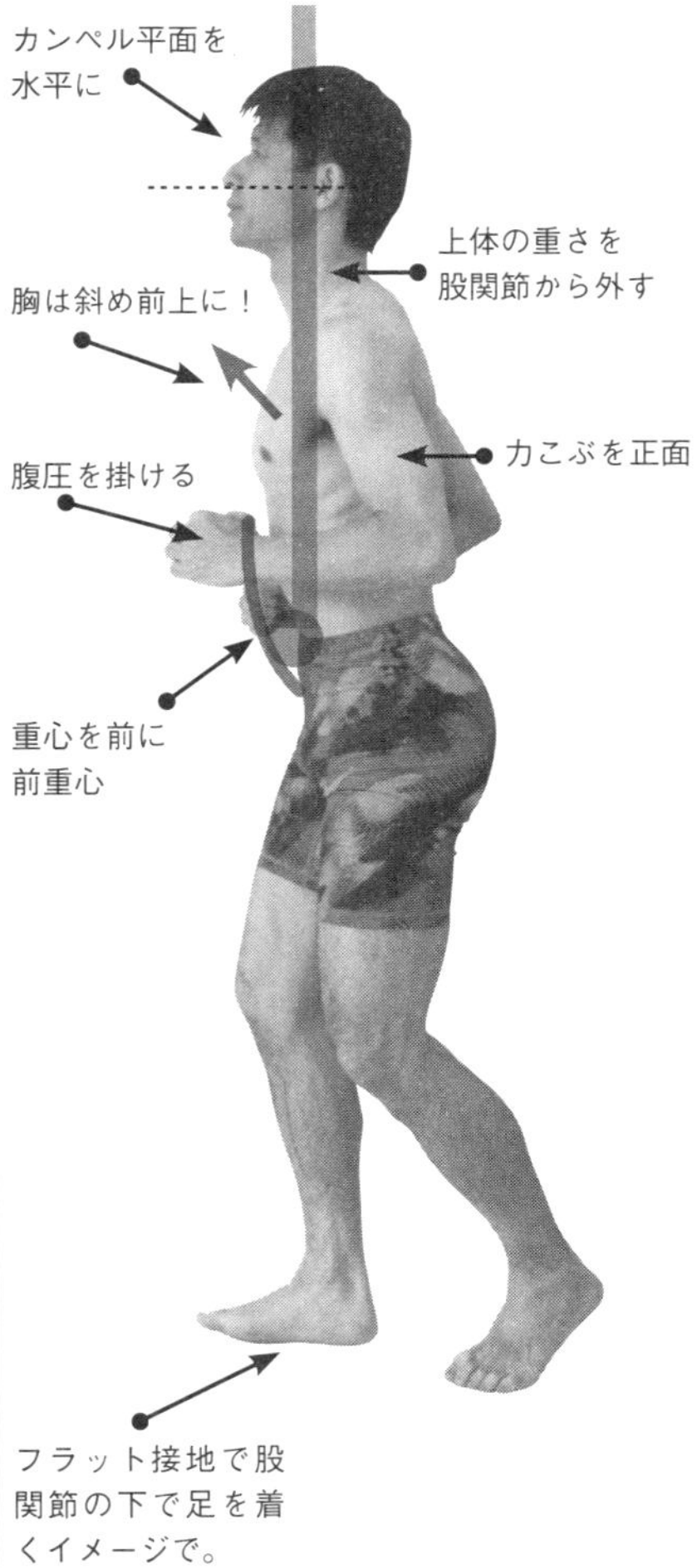
カンペル平面を水平に
上体の重さを股関節から外す
胸は斜め前上に！
力こぶを正面
腹圧を掛ける
重心を前に前重心
フラット接地で股関節の下で足を着くイメージで。

骨盤の傾斜でスピードが変わる！

ゆっくり走りをしているうちに、骨盤の傾斜が走るスピードと関係していることに気が付くでしょう。重心を前に出して骨盤が前傾すればするほどスピードが上がるはずです。そうした感覚をじっくり感じましょう。

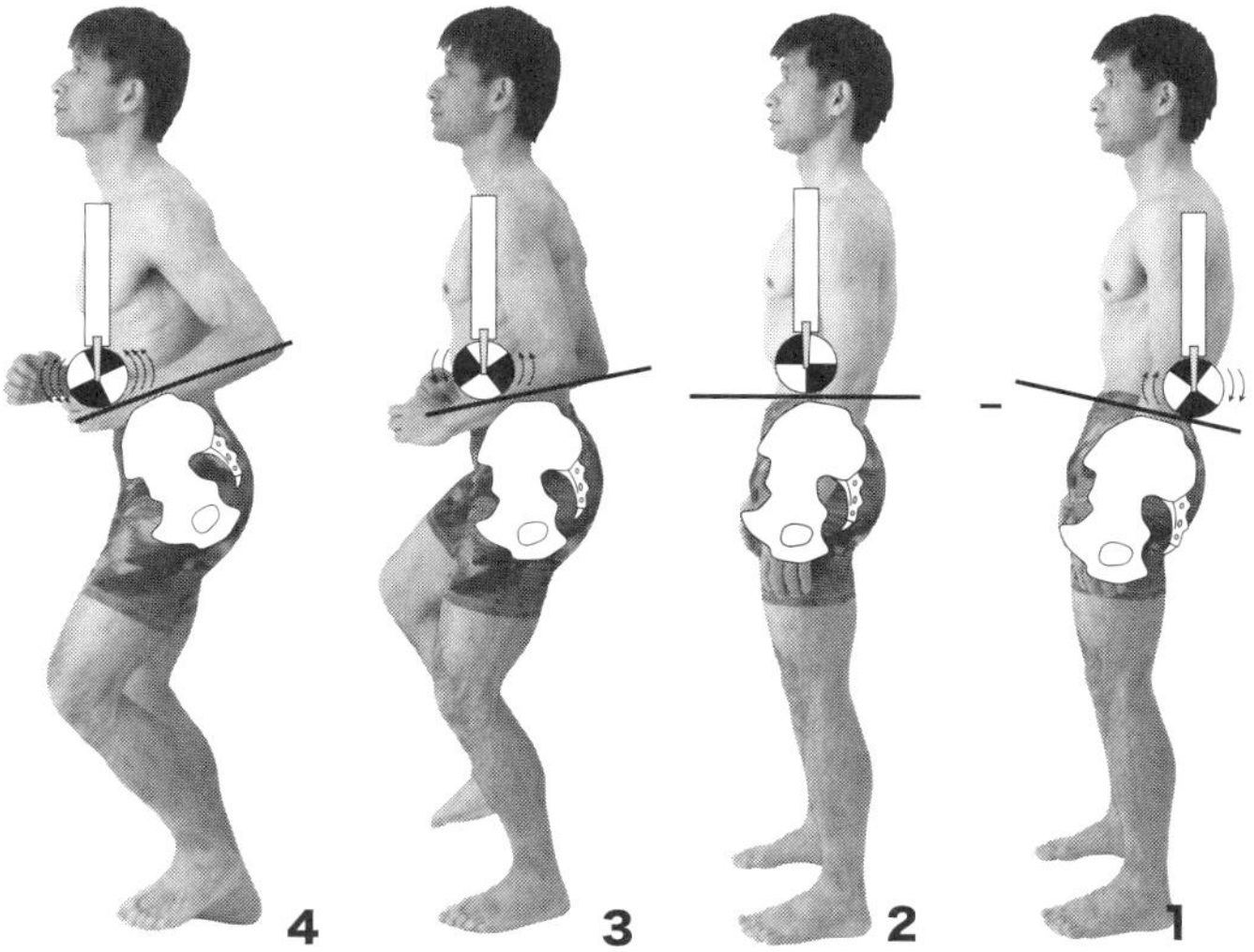

もう一つ大事なのが腹圧です。腹圧が掛けられないと重心が後へいってしまい体幹が崩れてしまいます。重心はしっかり腹圧を掛けることで前へ移動する性質がありますので、しっかり腹圧をキープすることがポイントになります。頭と体幹をしっかりキープしてリズムを刻んでください。

骨盤の傾斜でスピードが変わる!

また〝ゆっくり走り〟を行ってい

るうちに骨盤の傾斜と速度の関係が感じられるはずです。骨盤を前傾させてお腹辺りにある重心が前に出れば出るほど速度は速くなり、傾斜を浅めにすると重心が体に近くなり速度は落ちます。そうした姿勢と重心の関係を感じることも〝ゆっくり走り〟の目的です。太極拳ではゆっくりと一定の速度で型（套路）を行うことが大事だとされていますが、それはゆっくり行うことで動きの正確性はもちろん、自分の体の内側がどんな風に動いているかや、自分の苦手な動きを明確にすることを目的にしているからで、決して楽をしているわけではありません。むしろ早く行う方が動きのブレや苦手なことを飛ばせるので楽なのです。

この〝ゆっくり走り〟も、ゆっくり行う中でここまであげた様々なチェックポイントを確認して、自分が正しく動けているのかを確認することが重要です。

だからこそ普段はあまり感じることのない自分の重心が、どうやって体のどこを通って動きへと転換しているのかを感じることに意味があり大事なのです。

目標は30分！　股関節が温かくなったら正解

私が指導する講座では、一回の〝ゆっくり走り〟の目安を30分にしています。色々試行錯誤をしているなかで分かってきたのは、大体の方は20分から25分は行なわないとしっかり体が緩まないようです。ですので少し長いと思われるかも知れませんがじっくり行うことをお薦めします。

30分が終了したらゆっくり歩いて効果を確かめます。この一度終わって歩き始めた時が〝ゆっくり走り〟の醍醐味です。この時、脚が軽く、体も軽く感じられたら、ある程度出来ていると言えます。また股関節が温まっていれば、ブレーキ筋である大腿四頭筋が働かず、アクセルの役割を果たすハムストリングに適切な刺激が入っている証拠ですので理想的です。こうしたことを走っている最中に感じるにはある程度の経験が必要でしょう。ですから、何度も練習してください。

逆に脚が重く体にも変化が無く疲れを感じるのは、それが無意識のうちでも地面を蹴り、母趾球でブレーキを掛けて大腿四頭筋を働かせているためです。

疲れない、最高のウォーミングアップ

実際に講座で見ていると、最初は「30分なんて歩くだけでも無理よ」と仰っていた特に運動経験の無いお年を召したご婦人がニコニコと走り終え、「あら、もう30分？ 全然疲れてないわ」と言われる一方で、現役の全日本レベルの陸上選手がふくらはぎを攣らせてヘトヘトになったりもしています。

疲れないようにじっくり行うのがゆっくり走りです。だからこそ最適なウォーミングアップになるのです。

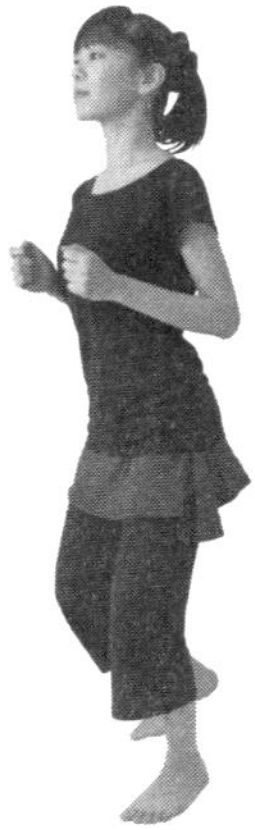

これは女性の方がもともと運動経験がそれほどなく、地面を蹴るということを意識的に行っていないのに対して、男性はそれまでの運動経験から「地面を蹴る！」ことが体のすり込まれているため、余計な力を使ってしまい疲れてしまうわけです。その時の陸上選手の大変そうな顔とご婦人のビックリした顔はとても印象に残っています。この動き続けな

がらも〝疲れない〟からこそ〝ゆっくり走り〟はどんな運動にも有効な最高のウォーミングアップなのです。

〝ゆっくり走り〟は、足のアーチ構造から始まる体の伸張反射によるバネが体に備わることでさらに精度がグレードアップします。それが新たな動きの世界を開く鍵なのです。

結局、趾からなる骨格構造を崩すことなく重心移動で動けていれば、それがよりスムーズであるほど体は緩み疲れないわけです。

そして、〝ゆっくり走り〟終了後に脚が軽く勝手に進んでいく〝軽やかな歩き〟こそが、私たちの目指す自然な歩く動作だといえます。これは、〝ゆっくり走り〟の精度が高まれば、更なる〝軽やかな歩き〟になってゆきます。もちろん「歩き」を学ぶことでも体が変わることもあるでしょう。ですが、走るということが分からないと歩くということが分からないということもあります。私も以前は、歩くことをずいぶん研究しましたが、今は〝ゆっくり走り〟からの延長にある「歩き」に注目しています。

私は、このゆっくり走る動作こそが人間が本来行っていた自然な動作への入り口ではないかと考えています。人間の自然な動作とは、人間の骨格構造に適した姿勢とポジションから生まれる動作で、限りなく効率が良く無駄のない動きだからです。

また時折、ゆっくり走りに慣れてきた方から、「気持ちが良ければ30分以上走っても良いですか？」という質問を頂きますが、これはあまりお勧めしていません。実はこの〝気持ちが良い〟〝心地よい〟という感覚こそが体と自分の動きを変える切っ掛けであり鍵なのです。ただこうした切っ掛けは瞬間的に体の中からやってくる感じのもので、意識してあまり追い続けると、逆に慣れのなかで感覚が捉えられなくなってしまう種類のものです。ですから、こうした感覚が体に生まれたらそこで止めてしまう方が良いでしょう。

慣れてくれば30分も走らなくてもこうした感覚が得られる人もいると思いますので、その際は時間に関係なく止めて、静かに感覚を味わったりしたり、本来の運動や競技の動きを試してみることをお勧めします。

とは言え未だ完璧な〝ゆっくり走り〟を見たことがありませんし、私も到底達していません。それだけ、〝ゆっくり走り〟は奥が深いと言えます。ですから最初のうちは焦らず、根気よく行ってください。すぐに出来るものではありませんが、それだけ一旦身につけば〝一生モノのカラダ〟に変わる鍵になるはずです。

地面を蹴っては駄目？

ここまでお読みの方のなかには、学校の体育の授業やランニングの本などで「地面を蹴る」と指導されてきた人も多いはずで、私の書いていることと違うことに驚かれている人もいらっしゃるでしょう。本当にそうした指導法や本に書いてある〝地面を蹴る〟は間違いなのでしょうか？　矛盾しているようですが私は間違いではないと思います。極厳密に言えば、私が理想とする立ったばかりの子供のような重心の移動で歩いたり走ったりする時にも足裏で地面を蹴っています。ただ大事なのはそれを無意識のうちに、必要な力だけで行なわれていることなのです。ですから構造的に重心の移動で理想的な歩き、走っている人は、地面を蹴っている意識はほとんどないはずです。ただ他の人から見た場合、地面を蹴っているように見え、また人に自分の走りを説明する際に「地面を蹴る」と言っていることが理由でしょう。自然に出来ている人にとって、その出来る理由を出来ない人に説明するのは非常に難しいものです。そうしたことから出来る人にとって特に意識することなく自然に行っている「地面を蹴る」動きが、出来ない人に「地面を蹴るのが速く走るコツだ」と伝わり、力一杯地面を蹴り、出来ない人は益々遅くなるわけです。

恐らく〝地面を蹴って速度を得る〟ということで思い浮かぶのは、オリンピックの花形種目、短距離走でしょう。確かに、スターティングブロックを使って行われる短距離走のスタートは、クラウチングの姿勢から思い切りブロックを蹴り出すことで飛び出していきます。それは100・200メートル走の世界記録保持者のボルト選手のスタートを見ても同じです。ただスタート以降の彼の動きを見ると、スタートで出した足の位置に骨盤を前傾させることで体を急速に移動させていることに気がつきます。この骨盤位置と脚の構造的な位置関係がふくらはぎの筋肉・ハムストリングを自然に強く利かせていることを考えると、走り出した後については意識的に地面を強く蹴っているのではなく、構造的に筋肉を〝働かせ〟結果として蹴っていることが重要なわけです。

またオリンピックの長距離で活躍するケニアの選手の走りを見ると、地面を強く蹴ることはなく、また筋肉も細く、蹴るための筋肉も発達していないことがよく分かります。

そうしたことを考えると、結局「地面を意識的に強く蹴る＝速く走る」というのは、陸上一般にあるイメージの問題だと言えるでしょう。実際私自身、体の勉強をするまでは、〝地面を蹴って進む〟という思い込みがありました。最近でこそ武術にヒントを得た〝蹴らない動き〟が注目を集めるようになりましたが、それでも運動学の教科書を見ると今でも蹴り出すというのが一般的です。

ただ赤ちゃんの動きを見るとやはりほとんど蹴ることなく動いていますので、効率の良い動きという点では、蹴らなくても進めるわけで、そこが私にとっての目安となってます。骨で体を支える構造があり、重心の動きにつれて脚が動いて進む、それが理想なわけです。こうした赤ちゃんと同じ感じで歩けて走れれば、そこにより動物的な動きがあるのではないかと思っています。先ほどの陸上の話しにも通じますが、走ることもまずテクニックが中心にあり、その結果人間本来の動きとは違うものになっているように思えるからです。

ちなみに古代オリンピックは、紀元前776年から紀元393年までの約千年の間、4年に一度行われていたそうですが、そのなかでも短距離走の歴史は最も古く、最初の13回のオリンピアードでは唯一の競技だったそうです。(『古代オリンピック』ジュディス・スワドリング著　日本放送出版協会刊)。そう考えるとこれだけの年月を経ても未だ人類は最速の走りを獲得してなく、そのなかでもボルト選手がこれまで一般的に言われて来た陸上競技のテクニックとは違う彼自身の体のセオリーで世界記録を塗り替えていることには、まだまだ人間に備わった未知の力の存在が感じられ興味深いところです。

体を壊してまで速く走る必要はない

実際に〝ゆっくり走り〟を試してみて如何でしょうか。どんな変化が体に表れたでしょうか? これまでの走りや動くこととはまったく違う運動経験だったと思います。そうした経験をされたことを踏まえて私が考える現代人にとっての〝走ること〟について少しお話ししておきたいと思います。

誰にとっても「速く走りたい」というのは理想でしょう。

多くの本や雑誌を読むと、職業的なプロ選手、あるいはセミプロ選手のノウハウをそのまま一般の人にも当てはめているものが多く、確かに役に立つものもありますが前提が違うことを認識していなければならないでしょう。競技が何であれ、プロでされている人たちは、基本となっている体力や精神的な土台が違い、また競技的な寿命を承知の上で過酷なことをしているケースも少なくありません。例えば陸上選手であれば、短距離・長距離は関係なく、限られた現役生活のなかで記録に挑戦し続けているわけで、言い換えれば〝無理をする〟のもプロの仕事のうちだということです。これは日常的にお仕事をされている人であればなんであれ分かる方も多いでしょう。

ですから〝地面を蹴る〟ということも、限られた時間のなかで最大限の記録を出すためのテクニックとしては有効だと思います。ただ、プロではなく楽しみや健康のために走るということであれば必要のないテクニックです。実際、陸上選手に疲労骨折が多いことはよく知られていますし、それがもとで現役を離れる人も少なくありません。また市民ランナーの方のなかにも脚の故障に悩んでいる人は多いです。

走り倒した我々の祖先

そうは言っても「原始人だって速く走る必要があっただろう?」と思われる方もいらっしゃるはずです。ところが、獲物を狩るには必ずしも速く走る必要はなかったという説もあるそうです。人間と他の動物の違いは沢山ありますが、その一つに汗腺があります。人や馬は走る時にこの汗腺から体の熱を出すことが出来るのですが、ほとんどの動物はこの汗腺を持たないか発達していないため、例えば犬などは口で放熱を行っています。そのため長時間走り続けると熱が体に籠もり筋肉を構成するタンパク質が熱によって変質してしまい倒れてしまうわけです。もちろん進化の過程で弓や槍などの道具も使ったのでしょうが、それよりも適度な距離を保ちつつ集団で獲物を長時間追い続けた方が安全で効率の良い狩りが出来たのではないか？　つまり人は〝走り倒したのではないか〟という説があるわけです。

実際に『ＢＯＲＮ ＴＯ ＲＵＮ』にも登場する南アフリカのカラハリ砂漠に住むブッシュマン達には、現在も〝走り倒す狩り＝持久狩猟〟の方法が伝わっており、実際にレイヨウ※を走り倒す姿が紹介されています。

読んでみると、走るペースは１マイル（約１・６キロ）を約10分ほどで、砂地や藪といった不整地であることを考えても、それほど速いペースではなく、むしろ走る距離（獲物を追う距離）が分からないため、ゆったりと背中を伸ばし、脚を素早く回転させた小走りで、

※レイヨウ　アフリカに生息する牛科の動物。チーターに匹敵するスピードで走れ陸上動物の中でも最速の部類に入る。

いつでも必要に応じて加速する力を温存した走り方であると書いてあります。こうしたことを踏まえると、元々人間の体の構造は、ゆっくり長距離を走るのに適しているのかもしれません。

少し話が逸れてしまいましたが、趣味や健康のために走るのであれば、まず第一に体を壊さず、健康でいられることが大事だと思います。

ウサイン・ボルトと娘の走り

とはいえ、〝早く走る〟ことに興味がある方もいらっしゃると思います。この章の冒頭にも書いた通り私は走りの専門家ではありませんので、細かな技術的なことを書く資格はありませんが、ここでは少し股関節と走りという大枠で〝速く走る〟ことについて書いておこうと思います。

〝速く走る〟ということで思い浮かぶのは、やはりここまでも話題にしてきたウサイン・ボルト選手でしょう。

北京・ロンドンの2大会連続で金メダル（100・200メートル）を獲得、世界選手権でも200メートルを2連覇している名選手ですが、彼は脊椎側湾症という病気で背骨が横へ曲がっているそうです。これを聞くと、

「背骨の病気があるのに凄いね、やっぱり体の作りが特別なんだ」

と思われる方が多いでしょう。もちろん凄いのは当然なのですが、多くの専門家が指摘しているように左右に大きく上体が揺れるフォームや大きな歩幅などは全て、弱点であった脊椎側湾症を強力な武器に変えるために行った、筋トレを中心とした肉体改造の賜物と言えます。

　ただその中でも私が注目するのは前傾したポジションです。

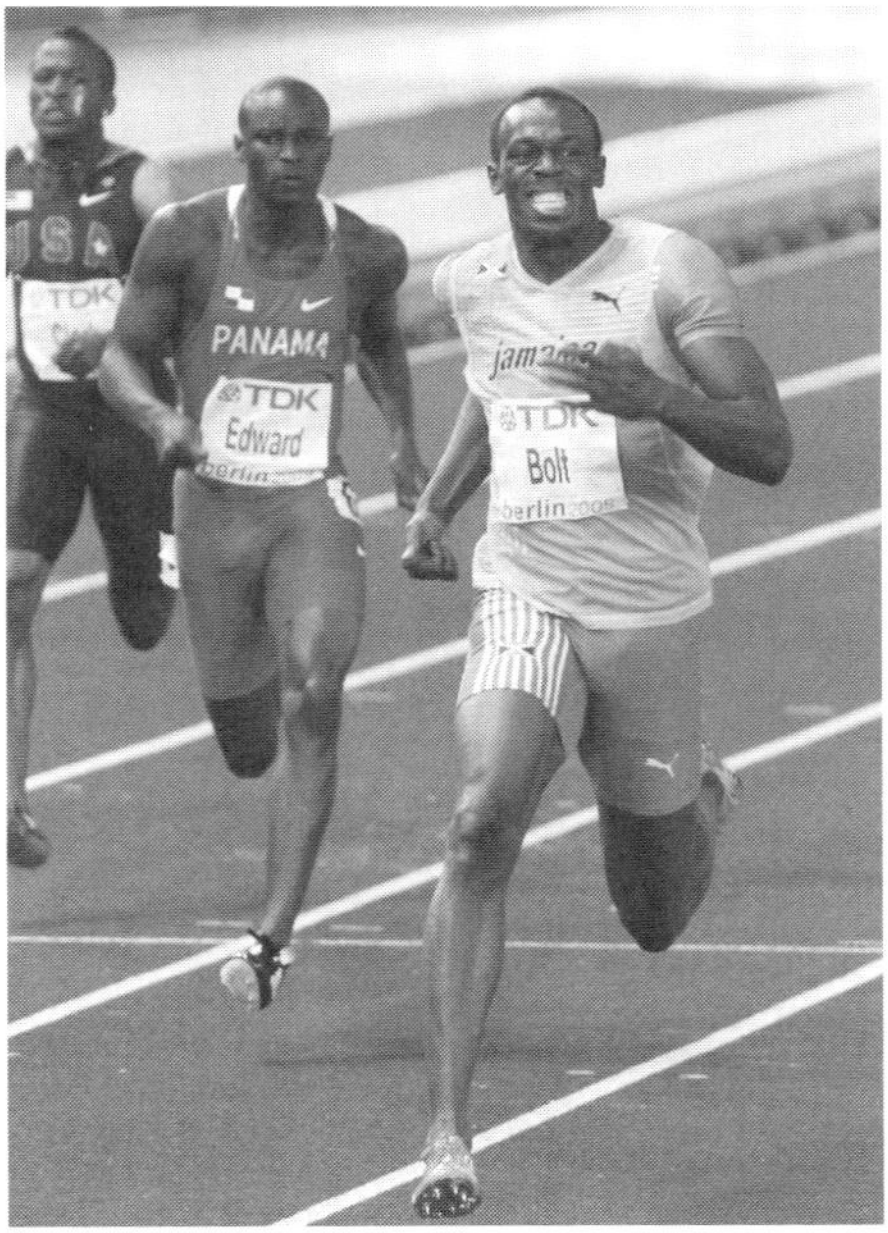

写真は2009年世界陸上・男子200メートル決勝で世界新（19秒19）を出して優勝したウサイン・ボルト選手（右）写真提供：共同通信社

2012年に放送されたＮＨＫスペシャル「ミラクルボディー」では、ボルト選手のフォームがＣＧなどを使い細かく解析されていました。そこで分かったのは、ボルト選手が前傾姿勢をキープして走り抜いていることです。

この前傾姿勢もまた側湾症の影響によるものだと聞きますが、背中に負担が掛からないように走るためには、股関節をよりスムーズに回転運動させて走る必要があり、その結果、骨盤を前傾させることで股関節を上体の重さからフリーにしていると考えられます。ボルト選手の強さの一因は、トップスピードになってから速度が落ちないことですが、そこにはこの前傾姿勢により重心の位置が前にあることが関係していると思えます。あるいは「側湾症という爆弾を爆発させないように」という思いがプラスに働いて、股関節への意識が高いのかもしれません。

もう一つ、股関節と走りということで印象に残っているのは娘との思い出です。

娘が3歳の時、山道で追いかけっこをして遊んでいたところ長い坂道に差し掛かり、逃げる娘の走るスピードが徐々に加速していきました。私は追っかけながらも〝ずいぶん速く走れるようになったなぁ〟と感心していたのですが、よく見ると娘が泣いているのに気がつきました。なんと、止ろうにも止れずどんどん加速しているのです！　すぐに追いついて抱き上げて事なきを得ましたが、改めて考えてみると、子供特有の前重心の前傾姿勢に下り坂の傾斜が加わり、どんどん股関節の回転数が上がり、止まろうにもまだどうやってブレーキを利かすのかが分かっていなかったわけです。

娘とボルト選手では体の条件はまったく違いますが、骨盤の傾斜が作る前傾姿勢が、上体の重みから股関節をフリーにしてくれ、楽に加速が出来るという構造については共通していることです。逆に走るのが苦手な人は、骨盤の上に上体の重さを載せたままのため股関節が動かずブレーキが掛かったまま走っていると言えるでしょう。

そうしたことからも、〝ゆっくり走り〟は、趾を効かすことで、足裏のアーチからなる前重心の構造を使い、骨盤を上体の重さからフリーにする体の使い方を身につけるためのもので、無理なく動き、走る基本構造を学ぶことが出来るようになっています。

ですので速く走ることが目的の人はもちろん、あらゆる運動、日常生活に活かして頂ければと思います。

〝ゆっくり走り〟が生まれた理由

私がこの〝ゆっくり走り〟に出会った、というか気がついたのは、右足に大けがをした時です。お恥ずかしい話ですが、当時私は股割りにはまっていて、それも現在指導している股関節から動かす股割りではなく、ストレッチ的な「とにかく脚を拡げる」方法に熱中していました。

もともと体が固かったのですが、意外にスムーズに脚が開き（実は腱を伸ばしていたのですが）、「これなら完全な180度開脚が出来るのでは？」と思い、無理をしたところ、強烈な痛みが右足に走りました。それも痛いだけならまだしも、右足の感覚が麻痺した〝末梢神経麻痺（まっしょうしんけいまひ）〟の状態となり、足首からつま先までの感覚がなく、ただぶら下がった状態になってしまったのです。

「なんとか元のように走りたい！」と思い、リハビリを続けるなかで見つけたのが、この〝ゆっくり走り〟だったのです。

何故、「歩こう」ではなく「走ろう」だったのかと言うと、もともと怪我をする前から「立つということはどういうことなのか」ということに注目していて、立つという状態を作るためには、ただ立っているだけでは駄目だと考えていました。

その時考えていたのは、「まず歩けて、走れば、立てる」というものでした。漠然としたものですが、上の息子がハイハイをして、つかまり立ちをして歩けるようになって、やがて走るようになる姿を見ていて〝この逆を辿ればどうなのだろうか？〟ということがあったのです。つまり立つということが単独で存在しているのではなく、歩く、走るまでが繋がったひとつの塊として考えていたわけです。

そうしたこともあって、リハビリについても歩けるところで終わりではなく、走るまでが一つの区切りとして考えていました。

現在私がやっていることはこの時の経験がベースにあります。

そうは言っても、いきなり走ることは出来ないので、まず立つ練習で、ある程度バランスを取れるようになったところで、歩きへの練習を始めました。この時は完全静止の立ち方を目指したもので、まず立てることが重要でした。

歩くにしても、本当に歩いているのか、横で見ている人にも分からないほどの、超スローペースで、形だけでも行いたかったのです。そうしているうちに走るへと移行していきました。もちろんこちらも一般的な走りとは全然違い、やっぱり見ていても走っているとは思えないでしょう。

ただ私自身には確かに走っている感覚がありました。ゆっくりですが歩くのとはリズムが違い、また途中で両足が宙に浮く瞬間があるからです。

着地の衝撃も違います。立って、歩いて、走るの順番で地面に足を着けているのですが、一歩足を地面に着ける毎に、強烈な痛みが体全体に走ります。私はもともと足裏に興味があったこともあり、怪我をする前から山道を出来るだけ底の薄い靴、バレエシューズやマリンシューズで走っていましたので、普通の方に比べれば足裏の感覚はあり、また衝撃を和らげる走り方を自得出来ていたはずだっただけに地面からの強烈な衝撃は驚きでした。

当然スピードを出せるわけもなく、なんとか一歩一歩のドーン、ドーンという衝撃を抑えるので精一杯です。すると、体もこれに応えてそれまでとは違うことをしようとするのが感じられました。つまり全身を使って出来るだけ丁寧に地面に足を降ろすのです。当時は本当にきつかったのですが、いま思えばこの怪我の経験は非常の大きく、私の人生を変えました。

実はほとんどの人の足裏は、この時の麻痺していた私の足裏と同じ状態だと言えます。違いは私の場合は衝撃を痛みとして受け止めていましたが、皆さんは衝撃を全て靴に任せにすることで何も感じず、足裏を眠らせたままにしているわけです。

普通なら靴などに守られて感じませんが、当時は感覚が凄く冴えて普通なら気にしなくていいような小さな石ころや段差、草があるだけでバランスを崩しそうになりました。そのなかで普段、無意識のうちに足がどんな働きをしているのかがよく分かりました。

不自由になったことでほんの些細なことが大きく感じられたわけです。

あれがなければ今のような考え方や発見は無かったと思います。

中村考宏
著者、えにし治療院院長、スポーツ・股割り研究所所長

×

木村東吉
モデル、エッセイスト、企業アドバイザー・ランナー

×

和木香織利
アドベンチャーレーサー

〝趾が目覚めた、エコランニングのススメ〟

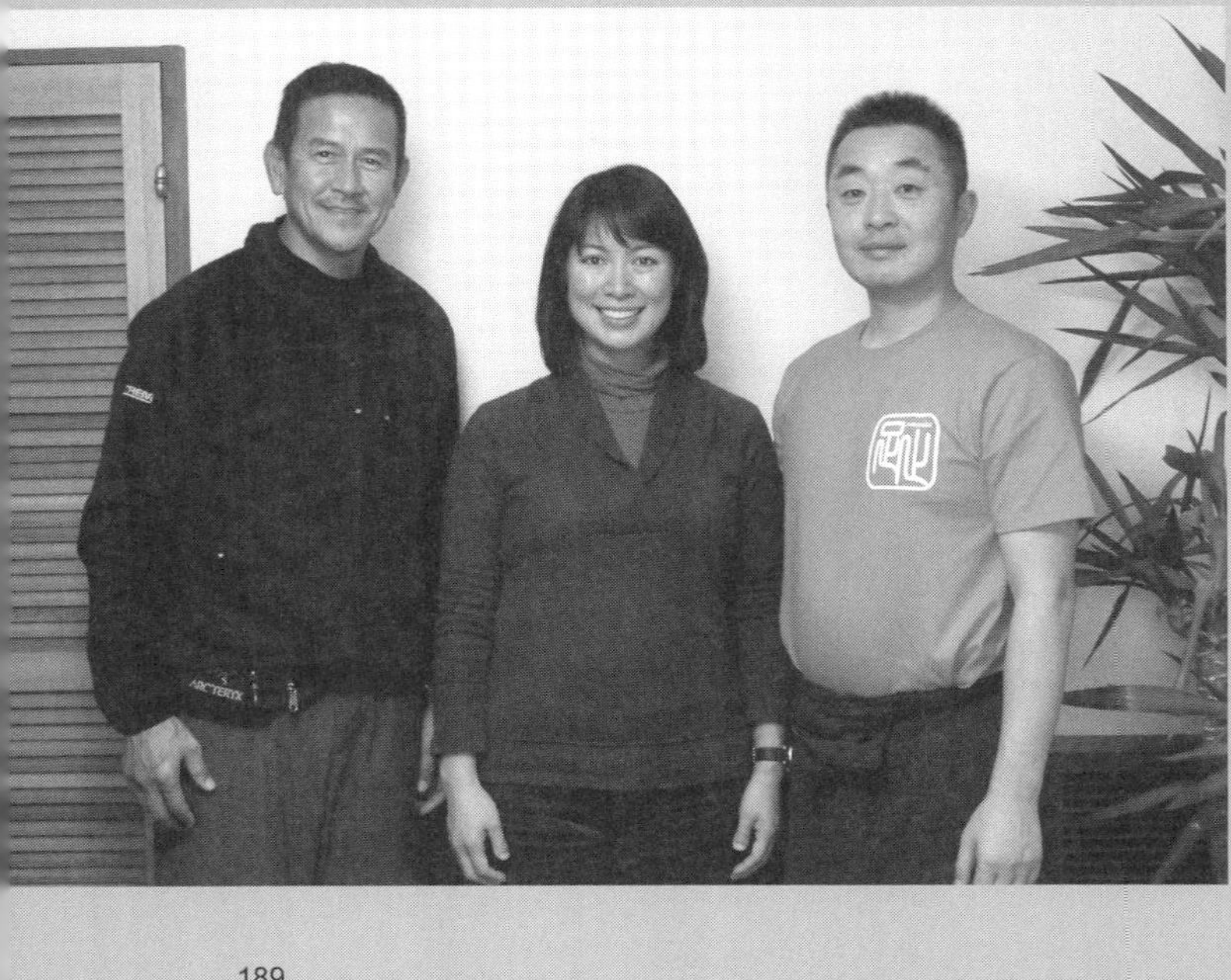

地球の重力を利用して走る

編集部　皆さんが全員会われたのはワラーチ・プロジェクト※が最初なのですね。

中村　そうです。和木さんと木村さんが愛知県に走っていらして、以前、和木さんが私の講座にみえてくれたことがあったので「じゃあ応援に行こう」と。

木村　もともと私達がワラーチ※を履いたランニングを始めた時に、彼女（和木氏）から「私が読んでいる本で〝骨盤が大事だ〟というのがあるんですよ」と中村先生がお書きになった本（『「骨盤おこし」で身体が目覚める』（春秋社刊））をプレゼントされたんです。先に読んだアシスタント（カホ氏）からも、「いつも東吉さんが言っているようなことが書いてありますよ」と言われて、〝同じことを違う視点から考えている人がいるのかな？〟と思っていたんですね。

そうしたら、ワラーチ・プロジェクトで中村先生がいらっしゃって初めてお会いしたんですよ。

和木　突然いらっしゃったんで、びっくりしましたよ（笑）。

中村　（行くって）言ってなかったんですよね（笑）。確か豊橋にいらしたというのをブログで読んで、「じゃあ行こう！」と思い立って行ったんですよ。

カホ　確かその前に、中村先生のブログで「ワラーチを自分で作ってみた」というのがあったんですよね。

和木　そうそう！

中村　東吉さんのワラーチの作り方をうちの家内が和木さんから聞いて自分で作ったんですよ。

和木　それで、「おお、作ったんだ！」と言っていたら本人が履いて現れたんですよ！

木村　その時はプロジェクトの最中だったのでそれ

※ワラーチ・プロジェクト　東日本大震災と阪神大震災の被災地支援活動を風化させないことをテーマに2012年10月30日から11月16日までの18日間、河口湖から神戸までの500キロをワラーチを履いた木村東吉氏と和木香織利氏の二人が走るというランニングプロジェクト。お二人とも無事完走された。
http://www.greatoutdoors.jp/huarach_pj

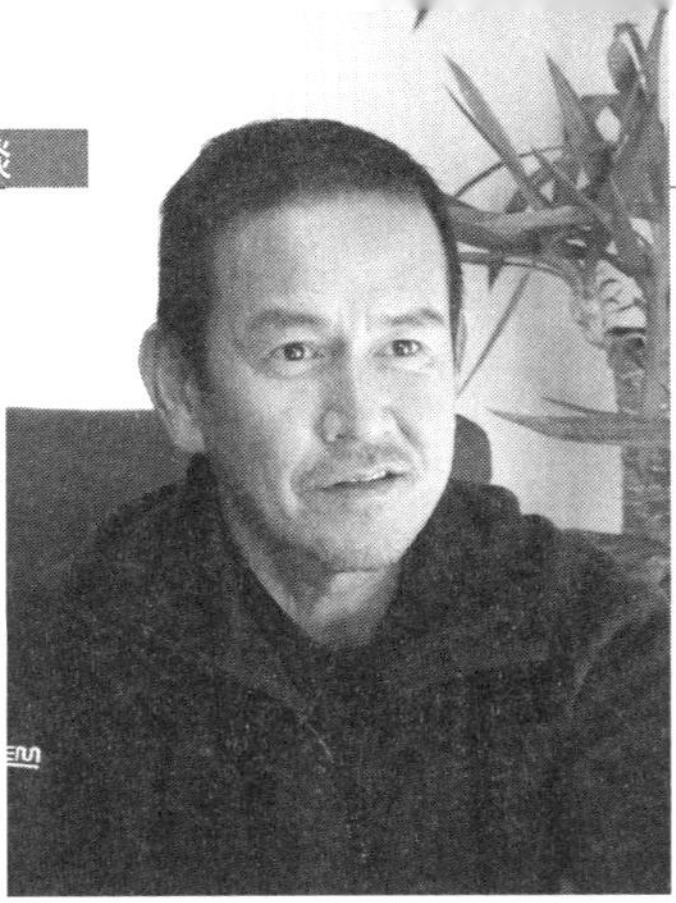

木村東吉（きむら とうきち）

1958年大阪生まれ。20代は雑誌「ポパイ」の顔としてファッションモデルで活躍する。その後、30代に入りアウトドア関連の著作を多数執筆。 現在は河口湖に拠点を置き、執筆、取材、キャンプ教室の指導、講演など、幅広く 活動している。

http://www.greatoutdoors.jp/greatlife/

ほど話し込むということは出来なかったんですけど、改めて後からこの本の原稿を読ませて頂いて、「立ち始めたばかりの赤ちゃんはとても効率よく走っている」というところに、〝ああ、まさにそうだな！〟と。結局、地球の重力を利用して走れば無駄な力を使わない〝エコランニング〟になるんですね。前に転けるからそれを防ぐのに足が出て重心が移動する。私もワラーチを履き始めた当初はやっぱりヒールコンタクト（踵着地）やフォアフット（フラット着地）といった〝足をどう着くか〟という部分が気になっていたのですが、段々〝まず体が先にある〟ということを実感してきて、教える際にも、「脚を先に出すのではなく、身体が先に行って脚が付いてくるようにしましょう」と話していたので〝やっぱりそうなんだ〟と改めて思いましたね。

中村　そうですか。

木村　当たり前ですが脚にも重量があるわけで、脚から前に出すと必ず大腿四頭筋を使うわけですね。ところがワラーチ・ランニングというのはフォアフットランニングなので必ず体が先に前に倒れる。それで仕方なく脚が前に出て、僅かに大地を蹴り上げるという非常にエコランニング、筋肉を使わない省エネ走法なんですね。

※ワラーチ　メキシコのインディオ「タラウマラ族」の人々が、古タイヤをリサイクルして作ったサンダル。足裏を保護するだけの原始的なものだが、それ故に地面を感じ、趾や足裏のアーチなどを生かした人本来の走りを復活させるものとして注目されている。

中村　エコランニングというのは面白いですね。

木村　ええ。僕は26歳の時に初めてフルマラソン（42・195キロ）を走って今年で28年目になるんですが、26年間ずっと踵着地で走ってきたんですよ。だからレースの翌日には必ず大腿四頭筋が筋肉痛で。ところがワラーチ・ランニングに切り替えて、初めてウルトラマラソン（72キロを走るマラソン競技）を完走した時にまったく筋肉痛が起きなくて。結局、大腿四頭筋をほとんど使わずに走っていたんですね。逆に言えば26年間ふくらはぎの筋肉をまったく使わないで足裏のアーチをまったく無視して、ガチガチに固めて走っていたわけです。それが恐らく先生の仰っている〝足裏の伸展〟という状態だと思うんです。足裏が伸びきってそれ以上稼働しない状態で走るから大腿四頭筋に筋肉痛が起きていたわけです。

中村　そうですね。上体が先に行って脚がそれに付いて行って上体を支えるというのは〝脚を蹴り出す〟という動作が入ってこないんですよね。そうすると今までのような筋肉の負荷はかなり減ってきますからね。

木村　もともと我々は動物ですから、捕食されるか、捕食するか、獲物を捕らえるか猛獣から逃げるかという中で生き残ってきたわけですけど、必ずしも瞬発力が全てではないんですね。瞬発力だけで言えば虎やライオンに敵いませんから。でも長くずっと走り続けるというのは人間しか出来ないんですよね。

中村　この間、ＹｏｕＴｕｂｅでアフリカの原住民がレイヨウを走って走って、走り疲れさせて倒したところを槍で打つ動画を観ましたけど、そういうことが出来るんですよね。

木村　『ＢＯＲＮ ＴＯ ＲＵＮ』で描かれているのは、人間が弓や槍といった武器を持つ以前に〝走ることを武器〟にして動物を捕まえていたということですよね。〝走り続けて疲れさせて倒す〟と。

環境より意識がカラダを変える

中村　ただ日本人ということを考えるとどうなんでしょうね？　農耕民族と言われている我々に体型的に走ることは合っているんでしょうか。

木村　まあ、日本人は西洋人のようにストライドを大きくして走ることは出来ないと言われていますね。そのあたりは脚の長さということではなく、骨盤などが関係しているかも知れませんね。

中村　（重心と骨盤の）位置関係ですね。

木村　そうですね。圧倒的に日本人は小刻みに走るピッチ走法ですから。

中村　ケニアのマラソン選手と日本人選手の違いというのは重心位置の違いで、彼らは日本人選手に比べると重心位置がかなり前ですね。それは骨盤の位置関係とか骨格のポジションのとりかたが違うんです。ただ、生まれた時に限って言えば、日本人も他の国の赤ちゃんもそれほど変わらないでしょう。そこから成長する中で今の日本人のポジションがあるわけで結局環境が大きいと思います。ただその人自

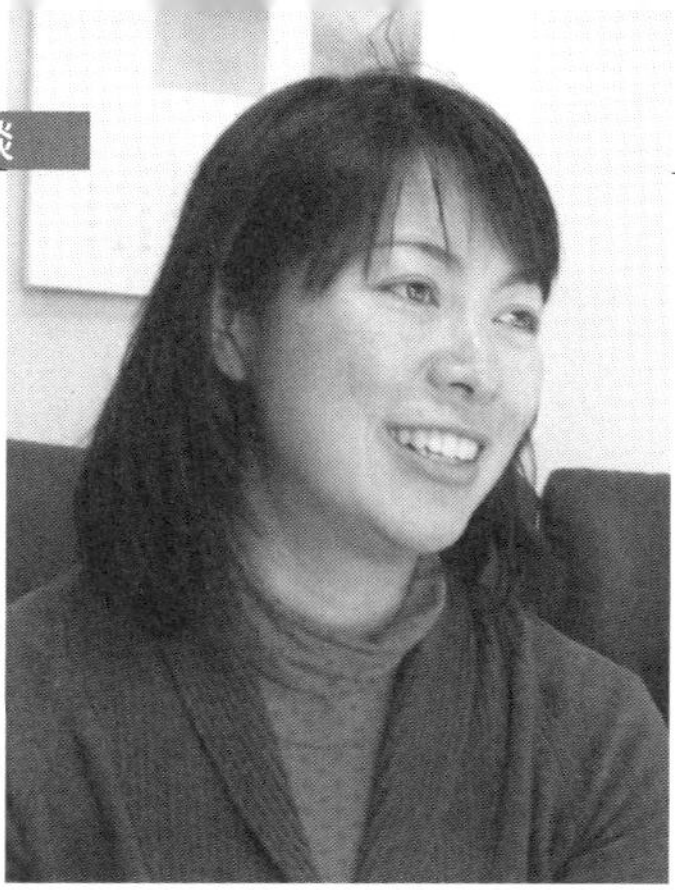

和木香織利（わき かおり）

2010 ～ 2012 プロアドベンチャーレースチーム Team EASTWIND のメンバー（トレーニング生）として活動。2012 年 9 月、選手引退後は アウトドアライフ・スポーツの様々な楽しみ方やアドベンチャーレースの講習会などを開催している。2013 年現在第一子を妊娠中。

http://lifeofkaywaki.blogspot.jp/

身の認識が生んでいる部分も相当に大きいと思うので、変えようと思えば変えられると思うんですね。

和木　そうですね。私自身骨盤を立てるとかエコな走り方というのは自然に行き着いたんですよ。一週間続くアドベンチャーレース※なんかでは〝如何に自分の体力を使わないか〟ということが大事で、体をダラッと前に倒して脚が自動的に付いてくるようなエネルギーを使わない走り方を意識するうちに、〝体を前に倒すのではなく、骨盤を立てれば自然に体が前に倒れていく〟ということに気がついたんです。それは〝日本人だから〟とか、〝外国の選手がこうやっているから〟とかいうことではなくて、体を前に効率よく進めるということを意識する中で自然に行き着きました。実際にそうしているうちに、それまで抱えていた股関節や背中の痛みが無くなって、エネルギーを使わないで走れるようになったので。「人間は本来こういう風に走るものなのかもしれない」と。だから『BORN TO RUN』の走り倒す狩りのお話しにも凄く納得がいったんですね。人種というより人間ってこういうふうに出来ているんだと。

中村　やっぱり人間は走るための構造になっていると思うんですね。頭の後ろには項靭帯という弾性靱帯があって、走った時に頭をグラグラしないようにしているんですけど、これは速く走る動物だけが持っているものですから。

木村　体温調節もそうですね。我々人間は発汗によって体温調節が出来るようになっていますけど、チータがいくら速いと言っても、30分位走らせたら動けなくなって、肛門に体温計を入れると40度以上になっていますから。

〈谷口浩美さん（マラソン選手）がテレビ番組で、ケニアのマラソンチームを訪ねるというのがあって。

※アドベンチャーレース　山、川、海、洞窟、ジャングル、砂漠、氷河などアウトドアであらゆる自然を舞台に男女混成のチームが協力して行うレース。選手はコースマップと方位磁針を頼りに夜間行動を含めトレッキング、マウンテンバイク、パドリング、ロープワークなどをこなしながらゴールを目指す３日以上の超長距離で行われる。

その時にコンピューターでケニアと日本の選手のフォームを解析すると、彼らはつま先で着地をしていて、日本人や欧米人は踵で着いていると。なぜこんな違いが生まれたのだろう？　というのがあって。

中村　はい。

木村　その時の説明が面白くて、「熱い砂浜をイメージして欲しい、そこに裸足で投げ出されたらみんなつま先で飛び跳ねるだろう。つまり人間は防衛本能が働くと踵ではなくつま先で着くはずだ」と言うわけです。ケニアの選手は小さい頃に靴を買えず裸足で足を守りながら走っていて、それが定着してつま先で走るというわけです。これは明らかに人種ではなく環境の問題なんですよ。実際、僕が小さい頃の運動会は、まだ足袋や裸足の子がいましたよ。ナイキというブランドが生まれたのが1972年ですからね。クッションの入った靴を履くのが当たり前というのはつい最近に生まれた「後天性」のものなんですよ。

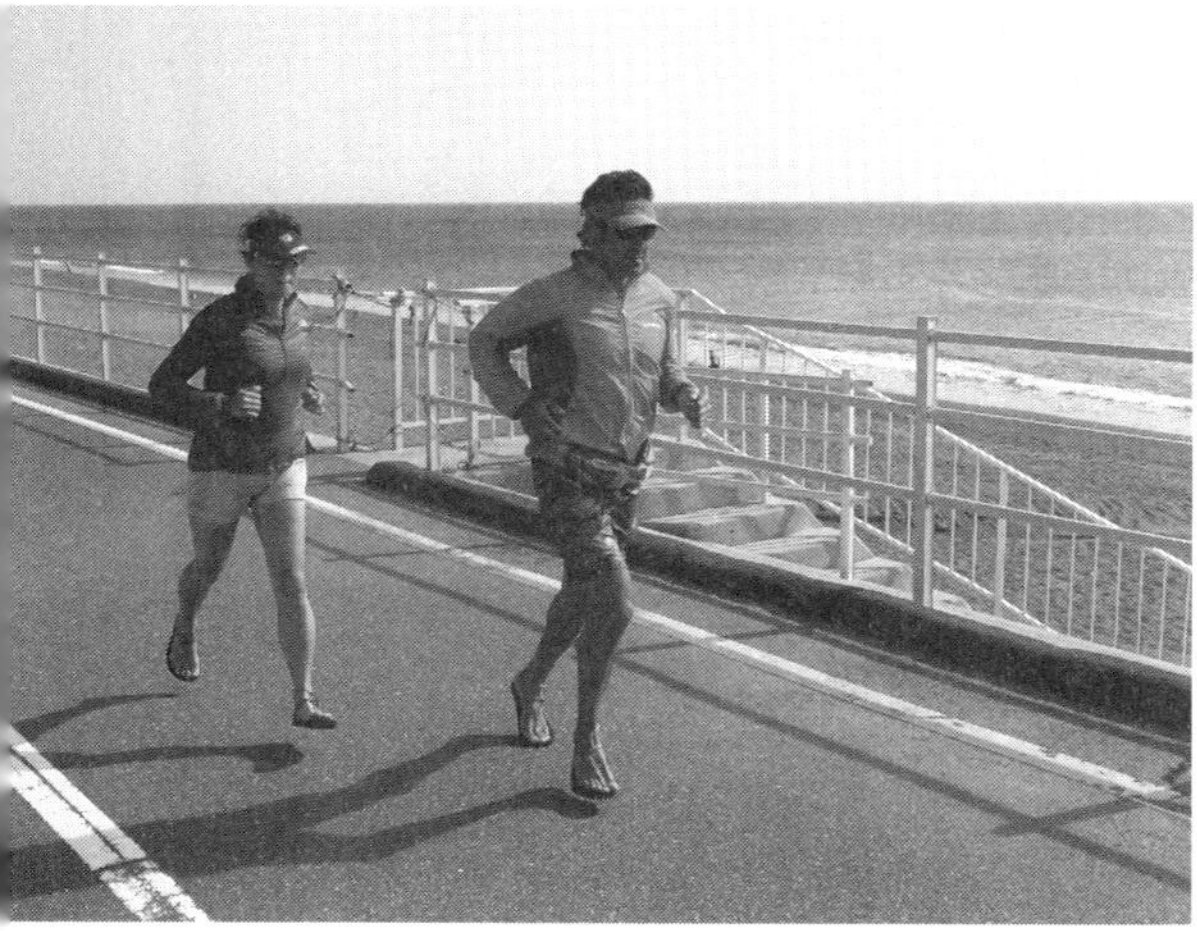

ワラーチ・プロジェクトで走る二人。
写真提供◎ GREATOUTDOORS

筋肉ではなく重心の移動が大事

和木 私が知っている「この人は運動が出来るな」っていう人は、みんな胸を張っていてお尻がぽこっと出ているんですよ。

中村 お尻の位置が高いですね。

和木 そうなんです。ケニアの選手もそうですね。

中村 あと、筋肉が薄いんですね。

和木 薄くて細い。全然大きくないんですね。

中村 例えばケニアの選手のようにそれほど筋肉に頼っていない走りというのは、股関節がスムーズに動く位置関係にあるんですね。逆に太ももを凄く発達させている選手は骨盤が後傾していて、股関節が動かないから体を動かすために沢山の筋肉が必要になるわけで、それが疲労の原因や怪我の原因になるわけです。

やっぱり基本は骨盤を立てた状態で上体が前に行くのに合わせて足を回していくことが大事なんですけど、その時にアーチ構造が重要になるわけです。これが無いと凄い衝撃が来ますから。ただほとんどの人が今まで趾を気にしたことが無いので、それを意識させるために〝裸足が良い〟とか〝ワラーチが良い〟とか、そういう傾向にあるんじゃないでしょうか。

木村 やっぱり『BORN TO RUN』の著者も何に悩んだかというと足底筋膜炎なんですね。これは僕の周りにも一杯いるんですけど、舟状骨(しゅうじょうこつ)が落ちてきてしまっているにも関わらず、靴のアーチサポートによって無理矢理アーチを作っているので、それ自体が足を着く度に舟状骨を下から突き上げてさらに痛めてしまう。結局サポートして守るのではなく、自由に動かすことによって、このアーチの力、復元力を持たせるのが凄く大事なんですね。

中村　そうですね。そういう筋膜炎の人は要するに足底を伸展させてしまっているわけですね。ですから伸展させている動作や構造を変えないと変わらないんですよ。ただそれを対症療法的にサポートすることをやってきているわけで治らない。伸ばす方ではなく縮める方向で動かすことをしていかないと治らないわけです。

木村　外反母趾を治すエクササイズでも、タオルを趾で摘んで500ミリリットルのペットボトルを倒したりするのもまさにその運動ですよね。

中村　ええ。ただその時に多くの人が誤解しているのは親指でやってしまうんですね。

木村　ああ。

中村　親指というのは凄く器用な指ですから。逆に小指とか薬指とかには意識が無いんです。だからギャザー・トレーニングも小指側で行なっていくとアーチを作りやすいんです。そこで親指の方ばかりでやっていると、結局また親指で接地して蹴り出すということの繰り返しになってしまうんです。きちんと全

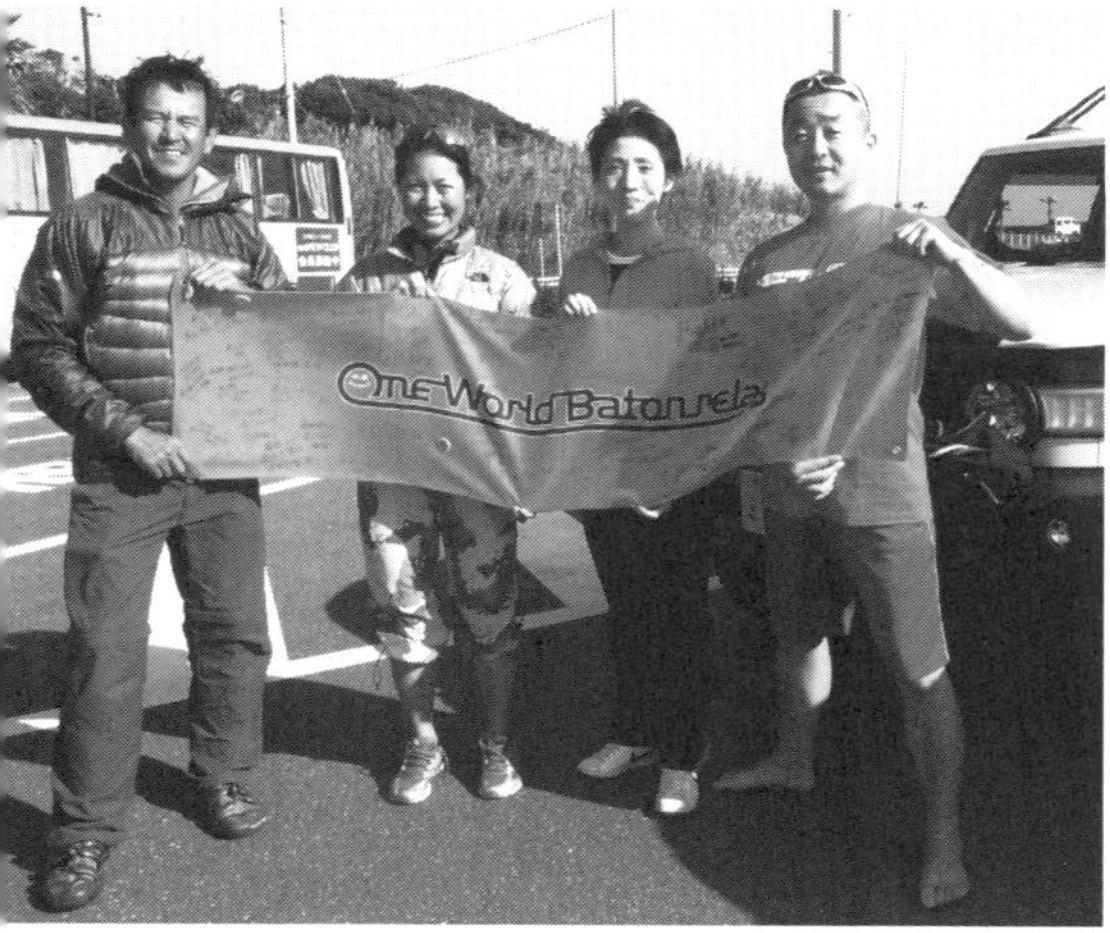

ワラーチ・プロジェクト9日目に差し入れに登場した筆者（右端）と。

写真提供© GREATOUTDOORS

部の趾を使えるようになるためには小指の方から順番に使っていくのが大事なんです。本当に小指は退化していますね。

木村 僕は外側の指から使っていますね。もともとプロネーションで踵から外側に使う癖があるんですが。ただワラーチを履いているとプロネーションを起こしようがないのでそのままフラットに着いていますね。

中村 骨盤はどうですか？

木村 僕は特に骨盤ということは意識したことが無かったんですよ。ただ自分のフォームをビデオに撮ったりして見せるとみんな「骨盤が立っている」と言いますね。

和木 私にとっては運動が出来る人の体型ですよ（笑）。

中村 それって山の中を走っていたからですかね。

木村 どうなんでしょう？ 自分にとっては自然なことなので……。

和木 いつから山を走っています？

木村 17年位かな。

中村 その効果が強いかな？ と思っているんですよ。確かマリンシューズ※を履いてされていたんですよね。

木村 そうです。

中村 僕も同じで、足の裏の感覚が分かるように〝出来るだけ薄い物を〟とマリンシューズやバレエシューズで山を走っていたんです。だから初めて会ったときに木村さんが「僕もマリンシューズで山道を走っていました」と言われたんでビックリしましたよ。

木村 多分これから出てくるランニングシューズは、マリンシューズみたいに薄いものみたいですよ。ただ、メーカー側もそうなんですか、ユーザー側も自

※マリンシューズ　アウトドアで使われる靴で、川や海などにそのまま履いて入れる靴。靴底はゴムで上部はメッシュやウェットスーツなどと同じ素材で作られているものが多い。

分自身がきちんと〝何故これを履くのか?〟ということを理解していないと、ワラーチを履いてもそういう靴を履いても絶対故障しますよ。ここまでも出てきた〝重心の移動で関節を使う〟という発想が無いとまずいと思います。ランニングというのは重心の移動の最たるモノですから。まずフォームがあって次に足の着き方とアーチ構造という考え方があったら良いんですけど。

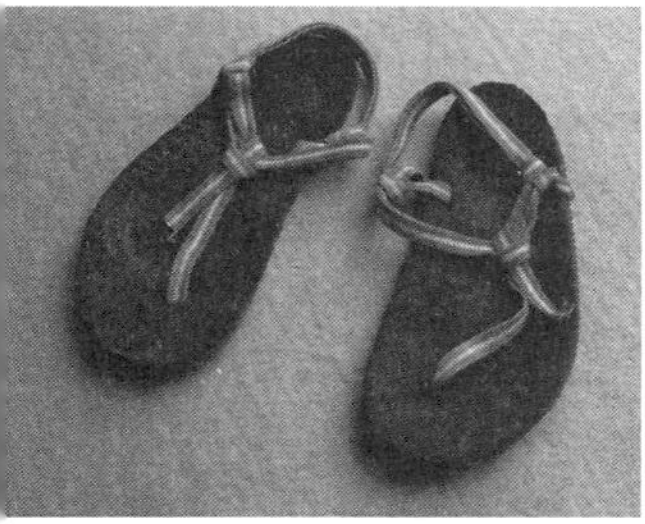

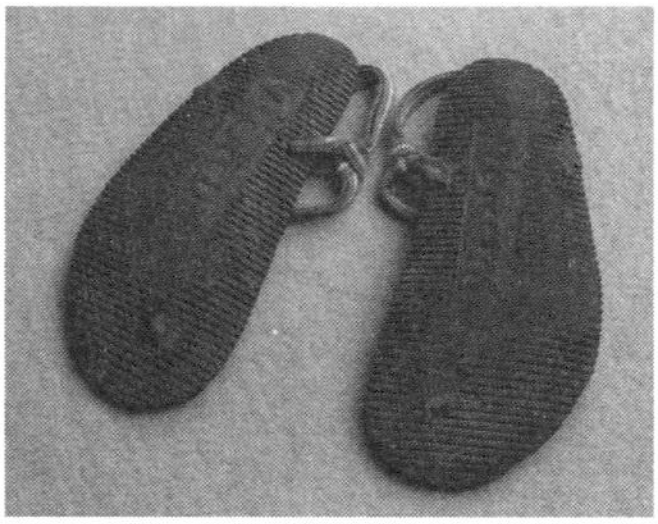

木村氏が自作・使用しているワラーチ。市販されているビブラムシートを足の形に切り抜き、ヒモを通しただけの簡単な作り。詳しい作り方は木村氏のブログで紹介されている。

完走のヒミツは柿ピー?

編集部　お二人とも様々に苛酷なレースに参加されていますが、体が壊れないヒミツというのはどこにあるのでしょう?

木村　〝やり切る〟ということで言えばまずビジョンが大事ですね。40キロで終わるのか80キロなのか、160キロなのか、そのイメージがしっかり無いとペース配分を作れませんから。僕も2年前まではずっとフルマラソンの体質だったんですけど、初めてそれを超えるレースに出た時は60キロの時点で歩いてしまって。ただ次の年になるとその経験があったので72キロを最後までしっかり走り抜けました。そういうビジョンを切り替えて持つのが大事ですね。

和木　さらに1週間走り続けるようなことになると、〝如何に走りながら回復するか〟ということが大事になりますね。私が初めて1週間位のレースに出た時には、もうレースが終わってから体がむくみまくって、トレーニングを再開出来るまでに三ヶ月位掛かったんですよ。そこで変えたのは食べ物や休み方でした。

中村　柿ピー？

木村　（笑）

和木　柿ピーは美味しいんですよ！※

木村　確かに糖分補給ばかり気にしている人が多いけど、持久系では塩分が大事だからね。糖分はすぐに力になるけど、汗が出ると必ず塩分濃度が下がって脚が攣ったりしますからね、柿ピーはそこに丁度良いんですよ。

和木　そう、美味しいんですよ。

木村　僕は練り梅を食べていますよ。甘い物は沢山あるけど結構塩っ辛いモノが無いんですよ。

和木　あとピーナッツは栄養価が凄く高いですし、味覚が凄く日本人に合うんですよ。

木村　大切なんですよ、味覚って。いくら栄養があっても不味いとテンションが下がって、逆に自分が好きな味だと一気に気力が回復して疲れがとれますから。メンタルは大きいですよ。

日本の選手はそのあたりの食に関する研究はかなり遅れていると思います。実際にボストンマラソンの後に選手のコンディションをチェックしたら電解質のバランスがバラバラだったと聞いたことがあります。栄養ドリンクばかりでミネラルが採れていないんですね。

※和木氏はレース中に柿ピーを食べることで有名。

和木　結構そのあたりは無頓着な選手が多いですね。

木村　ちょっと前まではレース前日にはカーボローディングと言ってスパゲッティーとか炭水化物を採ることが行なわれていましたけど、いまはウォーターローディングの方が大切と言われています。レース当日にいくら水分を採っても、動いている体ではそれほど飲むことが出来ないので、レース前までに出来るだけ水分を体に取り込んでおくんです。ですからアルコールとかカフェインとか利尿作用のあるものはなるべく控えて、良質の水を一週間位前から出来るだけ貯め込んで、レース当日は少し唇をしめらせる程度で走りきるとか言いますからね。

和木　あと休み方も重要ですね。アドベンチャーレース中は3時間くらい寝る以外はずっと動き続けているので、行動しながら休むしかないんですよ。

木村　結局、アネロビック運動（無酸素運動）をどのくらい行うかでリカバリーに必要な時間が決まってくるわけですよ。彼女たちがどのくらいの心拍数で動いているのかは知りませんが、エアロビック運動の範囲でいる限りはリカバリーの必要がほとんど無いわけです。ですからこの間のワラーチ・プロジェクトの時だと、僕の場合で言えば、心拍数が145〜150迄がエアロビックス・ゾーンで、110位でエコランニングをしていたので、18日間まったく筋肉を痛めずに走り抜けたわけです。それはもうリカバリーが必要無いと言うことですよね。

和木　超長距離をやっている時には心拍数を150まであげることはほとんど無いですからね。基本的にはずーっと同じペースで、110位で走っていますから。

中村　それは移動のリズムをずっと一定に保ち続けるということ？

木村　やっぱりいくらリズムを保とうとしても、山道とかになるとそうはいかなくなるので、自分自身のアネロビックス・ゾーンに居続けないことですね。

中村　そうするとやっぱり筋力が主体でない走り方をすることが大事になるわけですね。

木村　そうですね。筋肉を酷使すると筋肉はリカバリーを求めますからね。ですから我々が今よく言っているのはマフェトン理論※と言って、我々の体にある脂肪を使う方法で動くことなんです。大体人間の体の中に貯め込める糖分というのは２０００キロカロリー位で、２０００キロカロリーというと普通に走っていると約30キロで枯渇してしまう位なんです。ところが脂肪分を使えば大体10万キロカロリー位使えるので、理論的には１３００キロ位走れるんです。この脂肪を如何に使うかが大事で、それに心拍数が深く関わってくるわけです。

中村　それならやっぱりフラットに接地して、筋肉ではなく重心をしっかり移動させて走るというのが根本ですね。

木村　そうなんです。如何に筋肉を使わないかということなんですね。筋肉というのはいわゆる糖分の消費工場なんですよ。だからアメリカなんかでは糖尿病患者にウエイト・トレーニングをやらせたりするんです。特に我々の場合、ランニングはレースにも普段の練習にも一番大きな要素なので如何にエアロビクス・ゾーンの一番低い場所で長く続けるのかが大切なんです。

だから中村先生の書かれている、筋肉を極力使わないで自分の重心をうまく関節を使って移動させると言うことは納得がいくわけです。

中村　そうですね。ただ現状のスポーツ競技とは逆の話ですね。

※マフェトン理論　フィリップ・マフェトン博士が考案した運動理論。心拍数を低く抑えた有酸素運動を続けることで体の状態を整え、全体のパフォーマンスを上げるという考え方。

木村　そうですね。今は筋力や持久力を上げてパフォーマンスを上げようということが常識ですからね。もちろん最低限の筋肉は必要ですけど、必要以上は持たずに、上手く関節を稼働させせて、普段はあまり感じることはないですけど地球上の1Gという重力を利用するのが大事だと思っています。

中村　エコですか（笑）。

木村　エコですね（笑）。

和木　エネルギーを使わない走り方ですね。

編集部　エコランニングという考え方は一般的なんですか？

和木　まだ全然知られていないです。

木村　そういうふうに考える人はまだまだいませんね。「もっと筋力をアップしよう、心肺能力、持久力をアップしよう！」という流れですから。結局トレーニングというのは、何かどこかを強くするというイメージが強くて、如何に体力を長い間持たせられるかという考え方はまだあまり無いですね。そんな中でも徐々にプロの中には生まれつつあって。

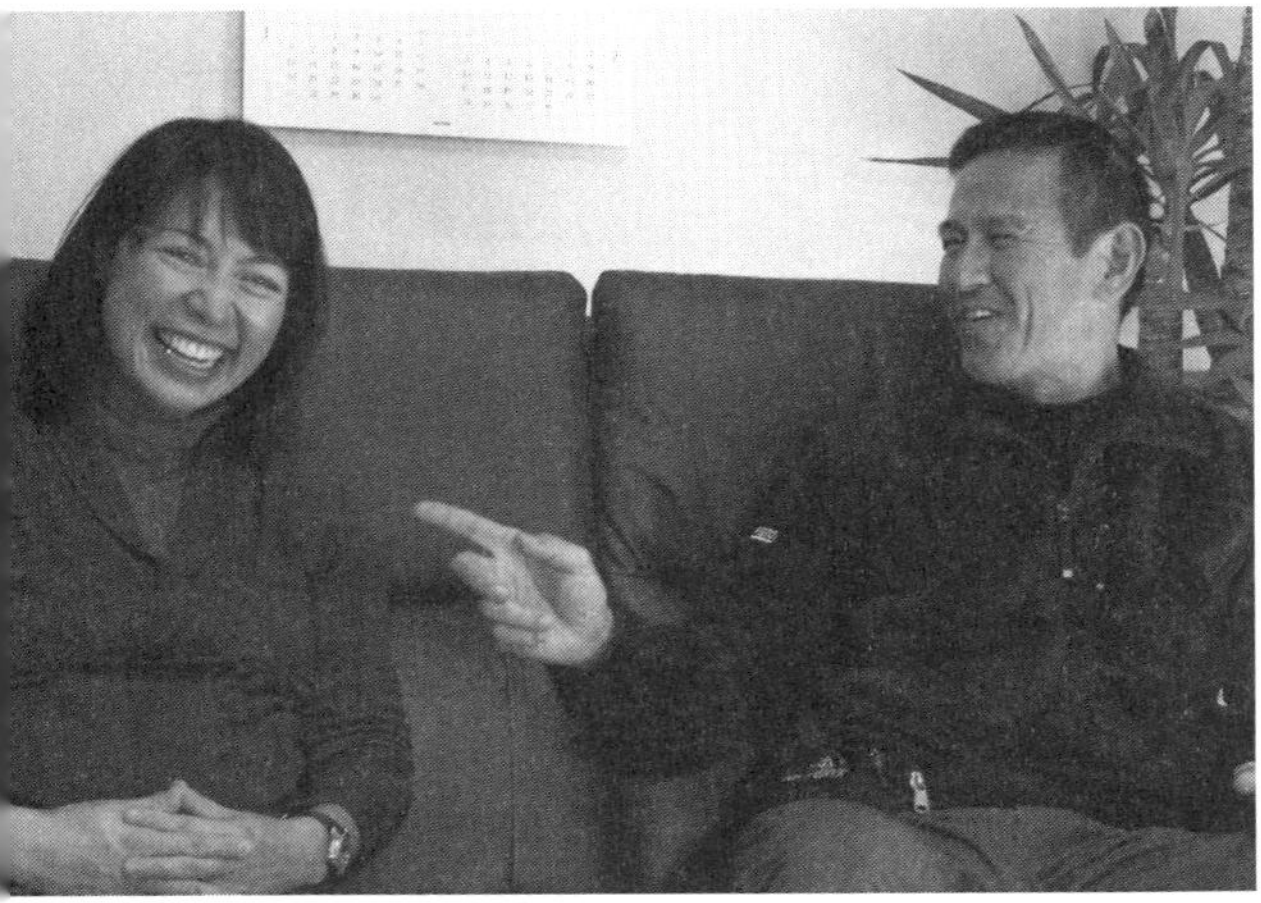

息のあった二人のレースの話しは、苛酷なはずなのに楽しそうだったのが印象的。

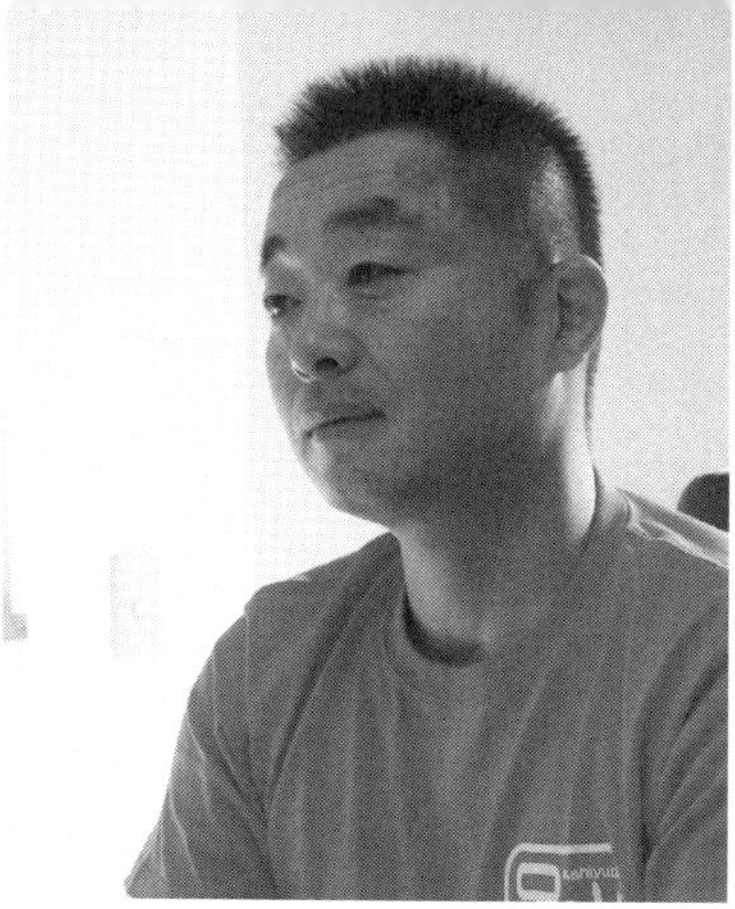
筆者・中村考宏

僕は元清水エスパルスの監督をしていた長谷川健太選手と仲が良いんですけど、彼が大学時代の友人の陸上部の選手をコーチとして自分のチームに招いた時に「これだけ鍛えた選手達の体力をアップさせることは僕には無理だ。だけど90分間最後まで彼らが動き続けられるためのトレーニングの方法なら教えることが出来る」と言われて、「初めてそういう考え方があることに気がついた」と言うんですね。ただ一般の人のなかではまだまだだと思います。本当は一般の人こそ健康に気をつけて無理せずやった方が良いと思うんですけど、やっぱりやっているうちにタイムとかが気になって無理をする人は少なくないですね。そういう意味ではこの本に書いてある〝何のためにやっているのか？〟ということを考えるのは凄く大事だと思います。

中村　アマチュアだけでなくてプロの選手も怪我が多いですよね。本人もおかしなことをやっていることに気がついているけど変われないんですね。

和木　繰り返し同じ怪我をする人が多いですよね。

中村　なんとなく〝プロの選手だから凄い！〟と思い込んでいるけれど、プロの選手の中でもやっぱり適切な考え方が無い人も少なくないですね。

木村　特に「俺の時代はこうだった」と、無理をさせられて怪我をするというケースは少なくないですね。先ほども話に出た環境と言うことで苦労している人は少なくないと思います。イチロー選手のように周りに流されずに、本当に自分の体に合った自分だけの方法で道を切り開いていけると大成するのかも知れないけど。

中村　それが日本人だとなかなか出来ないんですよね。みんなと違うことをやるというのは大変だと思いますよ。それに結果が無いと言えませんからね。本当は自分の練習を自分で作るという視点が教える側にもないといけないと思うんですけど。だけど教えたがりの人ばっかりなんですよね（笑）。

和木　そうですね（笑）。

アイテムに振り回されず　まず楽しむことが大事！

中村　僕は小学校から大学までずっと柔道をやっていて、トレーニングにしてもウェイト・トレーニングとか随分やらされましたけど、それが柔道という競技に結びついてないことは多かったですね。筋肉をつければ柔道が強くなるかと言えばそういうことでもない。割合トレーニングのためのトレーニングになってしまうことも少なくなかったですね。

木村　ウェイトは骨密度を上げるという意味ではやった方が良いでしょうけど、それでも自重で十分だと思いますね。重心を効率よく移動させるということとは別のことだと思います。

中村　〝運動がどこから始まるか？〟ということを考えることが重要だと思います。やっぱり筋肉で体を動かすということがとても強く頭にすり込まれていて、そこから抜け出すのが大変ですね。

和木　ほとんど気がつかないですからね。

編集部　そういう意味でも筋肉を出来るだけ使わな

いエコランニングというのは面白いですね。

和木　そうですね。まだまだ知られていませんけど、100マイル（約160キロ）を走るようなトレイルランニングの世界ではそうした方向に意識を向けている人もいて、そうしたなかにベアフット（裸足）ランニングとかワラーチといったものに注目が集まりつつあるのだと思いますね。

中村　ただ常に裸足というのは難しいでしょう？

木村　あまり現実的ではないと思います。コンディションの良い公園や雨の後のアスファルトとかは良いんですけど、ちょっと乾いた日が続いた後の道とかはほんのちょっとの小石でも辛くなりますからね。先生の本にも下駄の鼻緒を掴むことを意識し過ぎて不自然な歩き方になることが書いてありましたけど、自分の足に何かしらのストレスが掛かっていると、必ずどこかに不自然な影響が出ると思うんです。

和木　それなのに、〝いや、裸足で走らなきゃ！〟って、さっきのトレーニングの話ではないんですけど、裸足で走ること自体が目的になってしまうんですね。

木村　結局それに縛られて自由じゃなくなっちゃうことも多いんですよ。

　僕がワラーチを気に入っているのは鼻緒の部分なんかまったく意識することが無いんですね。ただ単に、自分の足と地面の間に一枚の衝撃緩和材があると言うだけで、それ以外を意識することがない。やっぱり何かしら細かいことを意識する走り方になってくるとどうしても不自然なランニングフォームになってくると思うんです。でもこのワラーチだと全力で1キロ4分とかで走っても全然気にならないんで。またそこまでのレベルのモノでないと厳しいですね。いちいち着地で衝撃を気にするのではランとは言えないですから。

もう一つ走るというのは自分の精神を解放してくれるモノなんですね。その時にワラーチでも裸足でも何かに拘りすぎると精神的なモノで自分を縛り付けてしまうので、自分が自由な気持ちで走れる物であれば、それほど拘る必要は無いと思います。すぐに「こうしなければいけない！」という教条的になりがちなので。

中村　やっぱりアイテムですよ。みんなアイテムが好きだから。

木村　そうなんですよ。むしろ本来の足の健康とか体の健康とか、そういったものが頭の中にあればなんでも良いと思うんです。僕なんかも「冬でもワラーチなんですか？」と訊かれますけど、とんでもない（笑）。冬の河口湖はマイナス10度になりますからね、ワラーチなんか履きませんよ（笑）。5度を切ると趾の感覚が無くなりますね。

中村　〝自分の足をどう育てるか？〟という視点が大事なんだと思います。

和木　それは大事ですね。あと〝無理に苦労をしない〟というのも大事。

木村　そうそう。ランなんかでも最後にダッシュをする人がいますけど、あれは本来やっちゃ駄目ですよ。終わりに向かってクールダウンするのが大事。

和木　だけど「やった！」という感じが欲しくて走る人が多いんですよ（笑）。

木村　日本人はなんでも〝○○道〟としてしまうと言いますけど、遊びでも〝やっぱりきつくなければ駄目なんだ〟となってしまうんですね。僕もアウトドアを始めた時に、それまでの〝不便をすることがアウトドア〟みたいな風潮をまったく知らなかったので、「料理が苦手だったら近くのレストランで食べてテントで寝ればいいじゃん」ってやっていたら、

「え!それでも良いんですか?」と随分驚かれましたね(笑)。なんとなく〝やるからには完璧にやらなければいけない〟というのがあるんですね。でも全然そんなことはなくて、やれる範囲、楽しめる範囲でやることが精神や肉体を解放して長く楽しめることだと思います。ただ最初にスローガンありきになるとなかなかそこから抜け出せなくなりますね。

中村 そうですね。

木村 だから今回〝ワラーチ・プロジェクト〟でも最初に約束したのは「楽しもうね」ということで(笑)。

和木 そうそう(笑)。

木村 目をつり上げてボランティア、なんか意味がないから。自分たちが楽しんで走って、旅をするようにやればみんなも楽しんでくれるし、それが関心を持たれて、何らかの形でサポートになれば良いわけで。我々が無理をしているのを見せても楽しくないし、自分たちもどこかで〝やってあげた〟という気持ちが出てきてしまう。だからプロジェクトを終えても〝楽しい旅だったな〟というだけで、東北や神戸になにかしたという気持ちは全然ないですね。だから〝またやろうか!〟という気持ちになります。

で、やっぱり楽しくということを考えると、怪我をせずということが前提にあるわけで、走るということについて言えば重心の移動で走るエコランニングが良いと思いますし、そこの部分で中村先生の仰っていることは面白いですね。自分の体力を伸ばすのに筋力とかを鍛えるのではなくてバランスとか関節を総動員するという発想は凄く良いと思いますね。

中村 みなさん、大きな筋肉や関節は気にして鍛えるんですけど趾とか土台なのに使っていない部分が大事なんですね。だからこそ〝趾を目覚めさせて〟欲しいんです。

木村　僕なんかも26年間まったく使っていなかったわけですからね。それでずっとフルマラソンを走ってきて、ようやく使い始めた感じで。

中村　特にプロのスポーツ選手はシューズで守られているから本当に趾が遊んでいるんですね。他のトレーニングは色々されているんですけど、ここは盲点で関心の無かった部分なんですね。

木村　我々は火を使い始めた時点から他の動物に対して優位に立てるようになって来たんですけど、逆に火や道具に振り回されている部分があるわけですね。そのなかでも靴なんていうものは最たる物で。本来は足の能力を補完する物だったのが、いつの間にか足の能力を奪ってしまった。だからいま大事なのは一旦道具と自分を切り離して「なんでその道具を使っているのか?」という原点に帰るべきなんですね。この本はそういうことへの提案でもある気がします。

中村　〝シューズはギブスになっている〟という表現を聞いたことがあるんですけど、本当はシューズという物を自分の機能で履きこなせれば良いのですが、ギブスに固められてしまった状態にあるわけですね。

木村　自分のこの体を最大限に発揮させてくれるのが本来の道具であって、その能力を潰してしまう道具というのはあまり良い道具とは言えないですね。そういう意味でこの趾が体の入り口になって自分たち本来の体に回帰する切っ掛けになれば良いですね。

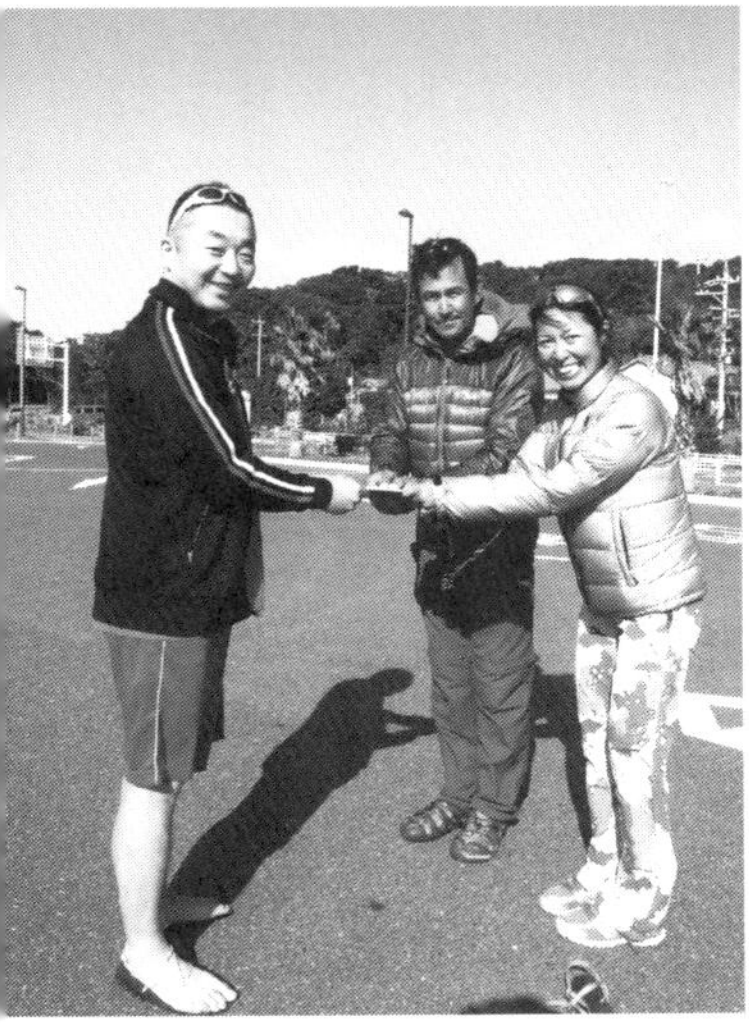

写真提供© GREATOUTDOORS

あとがき

14年前、家内が長男を身ごもってから私は〝何か変わらなければ〟と考えた。柔道を25歳までやったが、それ以後はろくに体も動かさず錆びついていた。

子供の成長に反し私の体は錆びついていく、想像するとぞっとした。

とりあえず、外へ出て歩くことにした。

しかし、ただ歩くだけというのは退屈なので野山を散策するようになった。こうした私の変化は、子供にとっても家族にとっても良かったのだと思う。休みのたびに近くの山に遊びに行っては、季節の移り変わりを感じることが出来た。

長男が保育園へ上がる頃には私の体の錆もずいぶん落ちたようだった。

そして、長男に一輪車を教えようと思い立ち、コツコツと一輪車にチャレンジすることが出来た。

そのころになると散策で遊びに行っていた山はトレーニングの場になっていた。というのも、２０００年の初め頃は身体操作のナンバ歩きが大ブレークしていたのだ。

特に「不安定が強い」というフレーズは、とても衝撃的だった。古武術研究家の甲野善紀先生が履いていた一本歯の下駄も履いてみたし、山の小道は足元が不規則なので不安定な場としてはもってこいだと思った。

そして、シューズはソールの薄いものを探して履くようになった。と言うのも、ソールの厚いシューズでは先の尖った小石の上に体重を掛けても難なく安定してしまうからだ。

そのうちサンダル履きで山の小道を散策したり走るようになった。山登りで完全武装した年配の方々にすれ違うと「お兄ちゃん、元気だね。気を付けてね！」とよく言われた。足元が不安定な山の小道でのサンダル履きは、どうも変わり者に見られたようだ。

ソールの薄いシューズを探しているとマリンシューズを見つけた。これで先の尖った石の上に不用意に体重を掛けようものなら痛い、痛い。一歩、一歩をいい加減にするわけにもいかず、良いトレーニングになった。そのほか、ビニール・バレーシューズがお気に入りとなった。

２００４年の秋、体の硬かった私は開脚幅をもっと柔軟にしようとストレッチングを行った。そして本文にある通り右足を壊した。今でこそ無理なストレッチングの有害性が言われているが、その頃の私は柔軟性＝ストレッチングと信じていた。壊れた右足は末梢神経麻痺と診断され、運動神経が麻痺し、つま先、足首がぶら下がった状態だった。

〝もう、歩いたり、走ったり出来なくなるのではないか？〟と不安に襲われたが、一年後、大げさなようだが映画のようなドラマティックな復活を遂げることが出来た。

この時、体を回復させる原動力となったのが、〝ゆっくり走る〟ことだった。

この経験は現在指導しているゆっくり走る動作（ゆっくり走り）となり

骨格構造を立て直す方法として行っている。

私はリハビリを指導するために必要最低限の解剖学知識と解剖学的実感を備えておくため、ゆっくり走る動作などの構造動作トレーニングは欠かさない。しかし、体という無限の構造物には未だ分からないことが多すぎる。まぁ、仕事と生活と趣味が一緒のようなものなので楽しいというのが救いである。


足は体の土台であり、その末端の趾が重要だということを誰もが何となく認識している。しかし実際には、ギャザー・トレーニングなどでも五本あるはずの趾のうち器用な親指側ばかりが使われ小指側が遊んでいる。その結果、競技の際にも親指に負担を掛ける癖をつけてしまい怪我に繋がる恐れがある。

いま一度、本書が趾とトレーニングの目的を見直して頂ける一冊になればと願っております。

この度の著作にあたり中島章夫先生（半身動作研究会主宰）には下駄のお話やトレーニングメニューの作成で大変お世話になりました。モデルを引き受けてくださった入江史郎先生（防衛大学校准教授）、土肥亜紗子さん、ありがとうございました。

鼎談では、木村東吉さん、和木香織利さんに走り方やアドベンチャーレースのお話しを伺え、とても楽しい時間を過ごすことができました。ありがとうございました。

そして、この本を編集してくれた下村敦夫さんには大変ご苦労をお掛けしました。素晴しい本に仕上げてくださり感謝しきれぬ思いです。

この場をお借りしてお世話になったすべての皆様にお礼を申し上げます。

そして、最後になりますが共に〝趾〟研究をしている最愛の妻でもある中村よし子（『女性のための骨盤おこし』著者）は最高のパートナーでした。

今後とも末永くよろしくお願いします！

中村考宏

中村考宏（なかむら・たかひろ）

1968年9月25日生まれ。愛知県出身。愛知学院大学卒業後、米田中部柔整入学。卒業後柔道整復師の仕事をしながら中和医療専門学校へ通い鍼灸師、按摩マッサージ指圧師の資格も得る。現在、えにし治療院院長、スポーツ・股割り研究所所長。MATAWARI JAPAN代表。柔道四段。

2002年に運動の本質が重心の移動であることに気づき、治療から動作改善の指導へと大きく方向転換をする。その間、大腰筋と動作の関係を研究。2007年に骨盤のポジション（骨盤後傾→骨盤立位→骨盤前傾）と股関節運動の関係（股関節ロックと股関節フリー）に着目し、「骨盤おこしトレーニング」として名古屋、東京、大阪などで講習会を開催。朝日カルチャーセンター、栄中日文化センターなどの講師も務める。2009年に関節運動全体を視野に入れ、名称を「構造動作（アナトミカル・アクティビティ）トレーニング」とする。2010年には治療士として「えにし式軽擦法」と動作改善指導を組み合わせた治療を開始。2012年、全国各地の講習会を積極的に開催、株式会社MATAWARI JAPAN設立。

著作等『人は「骨盤」から健康になる』（マキノ出版）、『DVDでレッスン！骨盤おこしエクササイズ』（カンゼン）、『「骨盤おこし」で身体が目覚める　1日3分、驚異の「割り」メソッド』（春秋社）、『構造動作トレーニング　"股割り"を極める　DVD』（BAB ジャパン）など多数、監修・『女性のための骨盤おこし』（中村よし子著、春秋社）

著者ＨＰ：http://www.eni4.net/
ブログ　：http://ameblo.jp/eni4/

●写真協力
入江史郎（防衛大学校准教授）
土肥亜紗子
中島章夫（半身動作研究会主宰）

●写真撮影
糸井康友

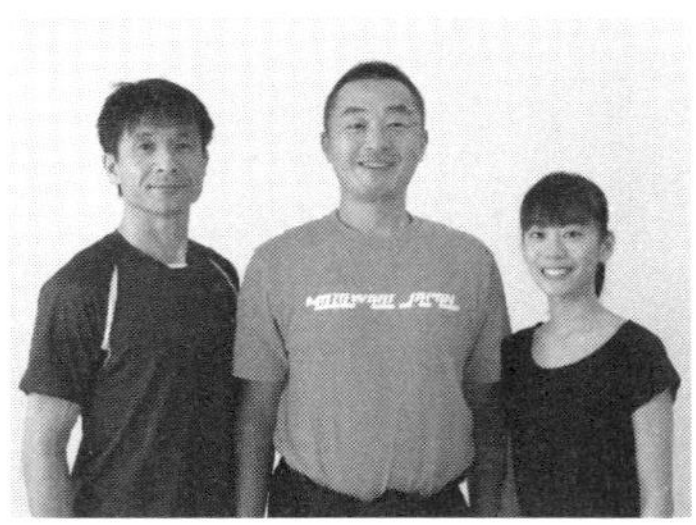

中央が著者、左は入江史郎氏、右・土肥亜紗子氏

●参考文献
『日本人体解剖学　第一巻』（金子丑之助著、南山堂）、『医学大辞典』（W.Kahle他著、南山堂）、『分冊　解剖学アトラスⅠ～Ⅲ』（W.Kahle他著、越智淳三訳、文光堂）、『基礎運動学』（中村隆一・斎藤宏・長崎浩著、医歯薬出版）、『BORN TO RUN』（クリストファー・マクドゥーガル著、近藤隆文訳、日本放送出版協会）、著者略歴の著作および中村よし子の著作。

疲(つか)れない、壊(こわ)れない体(からだ)を手(て)に入れる

趾(あしゆび)でカラダが変(か)わる

●定価はカバーに表示してあります

2013年3月15日　初版発行
2015年5月20日　4刷発行

著　者　中村(なかむら)　考宏(たかひろ)
発行者　川内　長成
発行所　株式会社日貿出版社
東京都文京区本郷5-2-2　〒113-0033
電話　(03) 5805-3303（代表）
FAX　(03) 5805-3307
振替　00180-3-18495

印刷　株式会社シナノ パブリッシング プレス

ISBN978-4-8170-7031-9
http://www.nichibou.co.jp/